AF468272

102
68

(Mq. Planche 2.)

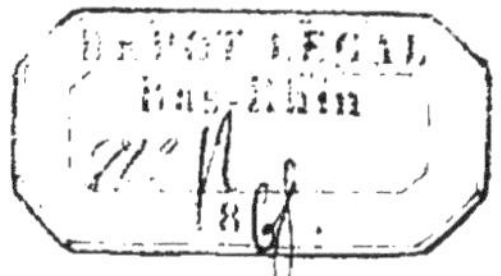

Paris, J. B. BAILLIÈRE et FILS, libraires, rue Hautefeuille 19.
Strasbourg, DÉRIVAUX, libraire, rue des Hallebardes, 29.

ÉTUDE
CLINIQUE ET EXPÉRIMENTALE
DES
EMBOLIES CAPILLAIRES

PAR

V. FELTZ

Docteur en médecine, chef des cliniques de la Faculté de médecine de Strasbourg, professeur agrégé à la même Faculté, médecin-adjoint à l'hôpital civil, secrétaire de la Société de médecine de Strasbourg.

Huit planches chromo-litographiques avec 70 dessins.

PROSPECTUS.

Quelques observations très-intéressantes, recueillies par l'auteur depuis qu'il est chef des cliniques de la Faculté de médecine de Strasbourg, l'ont déterminé à faire le travail qu'il présente aujourd'hui au public médical. Reproduire expérimentalement divers phénomènes morbides qui l'ont frappé au lit du malade et à l'amphithéâtre, tel a été son but.

Il a étudié les embolies capillaires dans le système pulmonaire, dans la circulation aortique, et dans le domaine de la veine porte. Chaque série d'expériences se trouve toujours précédée des faits pathologiques qui y ont donné lieu et souvent suivie de considérations cliniques ou anatomiques que le décours de l'expérimentation a suscitées dans son esprit.

Ce travail est divisé en quatre parties. Dans la première, se trouvent réunies des observations et des expériences tendant à démontrer que des embolies capillaires du système pulmonaire peuvent, ou amener la mort dans un accès de dyspnée, ou provoquer des lésions pulmonaires, dont le premier terme est l'*infarctus* hémorrhagique, le dernier l'*abcès*, et d'autres fois n'amener que des troubles fonctionnels passagers.

Dans la deuxième partie, il montre comment les embolies capillaires du système aortique déterminent des morts subites et rendent compte d'un grand nombre de lésions périphériques jusqu'ici inexpliquées dans leur mode de production.

La troisième partie renferme quelques faits relatifs aux embolies capillaires du système de la veine porte et quelques considérations sur l'infection purulente.

Dans la quatrième partie, se trouve réuni tout ce qui a rapport à l'historique et à la genèse des embolies.

Les pièces anatomiques parfaitement réussies, ont été dessinées parce que de simples descriptions, si minutieuses qu'elles soient, ne suffisent pas : dans une question comme celle qui occupe l'auteur, il faut des preuves palpables pour entraîner la conviction.

Prix du vol. franco par la poste . . . . . 6 fr. 50 c.

A STRASBOURG

CHEZ M. DÉRIVAUX, LIBRAIRE, RUE DES HALLEBARDES, 29.

A PARIS

CHEZ TOUS LES LIBRAIRES DE L'ÉCOLE DE MÉDECINE.

Strasbourg typographie de G. Silbermann.

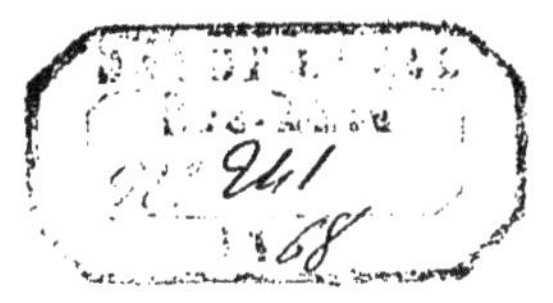

AVANT-PROPOS

Quelques observations très-intéressantes, recueillies avec soin depuis que je suis chef des cliniques de la Faculté de médecine de Strasbourg, m'ont déterminé à faire le travail que je présente aujourd'hui au public médical. Reproduire expérimentalement divers phénomènes morbides qui m'ont frappé au lit du malade et à l'amphithéâtre, tel a été mon but.

J'ai étudié les embolies capillaires dans le système pulmonaire, dans la circulation aortique, et dans le domaine de la veine porte. Chaque série d'expériences se trouve toujours précédée des faits pathologiques qui y ont donné lieu, et souvent suivie de considérations cliniques ou anatomiques que le décours de l'expérimentation a suscitées dans mon esprit. Cette manière de faire explique le désordre apparent de l'ouvrage. J'aurais pu changer la forme du livre et présenter plus méthodiquement les résultats de mes recherches. J'ai mieux aimé consigner successivement les faits obtenus et les idées qu'ils ont éveillées en moi, parce que j'ai voulu écrire ce mémoire comme je l'ai fait et pensé; j'ai espéré aussi que si je faisais assister le lecteur à toutes les péripéties par lesquelles j'ai passé, il me tiendrait compte des difficultés que j'ai rencontrées, et me témoignerait plus d'indulgence.

J'ai divisé ce travail en quatre parties. Dans la première se trouvent réunies des observations et des expériences tendant à démontrer que des embolies capillaires du système pulmonaire peuvent tantôt amener la mort dans un accès de dyspnée, tantôt provoquer des lésions pulmonaires, dont le premier terme est l'infarctus hémorrhagique, le dernier l'abcès, et tantôt n'amener que des troubles fonctionnels passagers.

Dans la deuxième partie, j'essaie de montrer comment les embolies capillaires du système aortique peuvent déterminer des morts subites, et rendre compte d'un grand nombre de lésions périphériques jusqu'ici inexpliquées dans leur mode de production.

La troisième partie renferme quelques faits relatifs aux embolies capillaires du système de la veine porte et quelques considérations sur l'infection purulente.

Dans la quatrième partie, j'ai réuni tout ce qui a rapport à l'historique et à la genèse des embolies. J'ai à remercier ici d'une manière spéciale M. Strauss, interne de l'hôpital civil, pour le concours qu'il m'a prêté, ainsi que pour les recherches et les traductions qu'il a bien voulu me faire.

J'ai fait dessiner les pièces anatomiques les mieux réussies, parce que de simples descriptions, si minutieuses qu'elles soient, ne suffisent pas : dans un procès comme celui que je plaide, il faut des preuves palpables pour entraîner la conviction.

J'ai à remercier d'une manière particulière mes jeunes amis MM. Gross, premier interne de la Faculté, Stella, Deville, Hellaine et Vital Coze, étudiants en médecine, d'avoir bien voulu mettre à ma disposition leur talent de dessinateur et de coloriste.

Strasbourg, le 31 décembre 1867.

V. Feltz.

ÉTUDE

CLINIQUE ET EXPÉRIMENTALE

DES

EMBOLIES CAPILLAIRES.

Publications du même auteur.

Mémoire sur la phthisie des tailleurs de pierres. Strasbourg 1865. Anatomie et physiologie pathologiques.

Mémoire sur les différentes espèces de phthisie pulmonaire. Anatomie pathologique. Strasbourg 1865.

Mémoire sur la leucémie. Strasbourg 1865.

Des diathèses et des cachexies. Thèse de concours d'agrégation. Strasbourg 1865.

Résultats d'expériences sur l'inoculation de matières tuberculeuses. Strasbourg 1867. Mémoire présenté à l'Académie de médecine.

En collaboration avec M. le professeur L. Coze :

Des fermentations internes, brochure. Strasbourg 1865.

Recherches expérimentales sur la présence des infusoires et l'état du sang dans les maladies infectieuses. Strasbourg 1866. Premier mémoire présenté à l'Institut.

Recherches expérimentales sur la présence des infusoires et l'état du sang dans les maladies infectieuses. Strasbourg 1867. Deuxième mémoire présenté à l'Institut.

ÉTUDE

CLINIQUE ET EXPÉRIMENTALE

DES

EMBOLIES CAPILLAIRES

PAR

V. FELTZ

DOCTEUR EN MÉDECINE
CHEF DES CLINIQUES DE LA FACULTÉ DE MÉDECINE DE STRASBOURG
PROFESSEUR AGRÉGÉ A LA MÊME FACULTÉ
MÉDECIN ADJOINT A L'HÔPITAL CIVIL
SECRÉTAIRE DE LA SOCIÉTÉ DE MÉDECINE DE STRASBOURG

Huit planches chromo-lithographiques avec 70 dessins

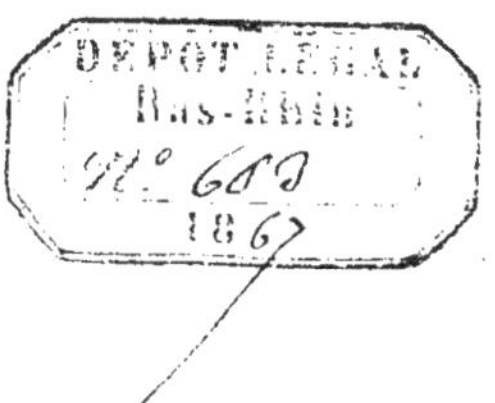

PARIS
J. B. BAILLIÈRE ET FILS, LIBRAIRES
19 RUE HAUTEFEUILLE, 19
STRASBOURG
DERIVAUX, LIBRAIRE, RUE DES HALLEBARDES, 29
1868

STRASBOURG, TYPOGRAPHIE DE G. SILBERMANN.

A M. LE PROFESSEUR STOLTZ,

DOYEN DE LA FACULTÉ DE MÉDECINE DE STRASBOURG.

A MM. CH. SCHUTZENBERGER ET MICHEL,

PROFESSEURS A LA FACULTÉ DE MÉDECINE DE STRASBOURG.

Leur élève,

V. FELTZ.

AVANT-PROPOS.

Quelques observations très-intéressantes, recueillies avec soin depuis que je suis chef des cliniques de la Faculté de médecine de Strasbourg, m'ont déterminé à faire le travail que je présente aujourd'hui au public médical. Reproduire expérimentalement divers phénomènes morbides qui m'ont frappé au lit du malade et à l'amphithéâtre, tel a été mon but.

J'ai étudié les embolies capillaires dans le système pulmonaire, dans la circulation aortique, et dans le domaine de la veine porte. Chaque série d'expériences se trouve toujours précédée des faits pathologiques qui y ont donné lieu et souvent suivie de considérations cliniques ou anatomiques que le décours de l'expérimentation a suscitées dans mon esprit. Cette manière de faire explique le désordre apparent de l'ouvrage. J'aurais pu changer la forme du livre et présenter plus méthodiquement les résultats de mes recherches. J'ai mieux aimé consigner successivement les faits obtenus et les idées qu'ils ont éveillées en moi, parce que j'ai voulu écrire ce mémoire comme je l'ai fait et pensé ; j'ai espéré aussi que si je faisais assister le lecteur à toutes les péripéties par lesquelles j'ai passé, il me tiendrait compte des difficultés que j'ai rencontrées, et me témoignerait plus d'indulgence.

J'ai divisé ce travail en quatre parties. Dans la première, se trouvent réunies des observations et des expériences tendant à démontrer que des embolies capillaires du système pulmonaire peuvent, tantôt amener la mort dans un accès de dyspnée, tantôt provoquer des lésions pulmonaires, dont le premier terme est l'infarctus hémorrhagique, le dernier l'abcès, et tantôt n'amener que des troubles fonctionnels passagers.

Dans la deuxième partie, j'essaie de montrer comment les embolies capillaires du système aortique peuvent déterminer des morts subites et rendre compte d'un grand nombre de lésions périphériques jusqu'ici inexpliquées dans leur mode de production.

La troisième partie renferme quelques faits relatifs aux embolies capillaires du système de la veine porte et quelques considérations sur l'infection purulente.

Dans la quatrième partie, j'ai réuni tout ce qui a rapport à l'historique et à la genèse des embolies.

J'ai fait dessiner les pièces anatomiques les mieux réussies, parce que de simples descriptions, si minutieuses qu'elles soient, ne suffisent pas : dans un procès comme celui que je plaide, il faut des preuves palpables pour entraîner la conviction.

J'ai à remercier d'une manière particulière mes jeunes amis MM. Gross, premier interne de la Faculté, Stella, Deville, Hellaine et Vidal Coze, étudiants en médecine, d'avoir bien voulu mettre à ma disposition leur talent de dessinateur et de coloriste.

Strasbourg, le 1er décembre 1867. V. FELTZ.

ÉTUDE

CLINIQUE ET EXPÉRIMENTALE

DES

EMBOLIES CAPILLAIRES.

PREMIÈRE PARTIE.

Des embolies capillaires pulmonaires.

CHAPITRE I.

DES MORTS SUBITES.

OBSERVATION I.

Métrite. — Thrombose de la veine crurale gauche. — Accès d'asthme. — Mort par asphyxie.

Clinique interne.

La nommée M... R... entre à la clinique médicale vers le milieu de juillet 1865.

Elle se dit malade depuis ses dernières couches, qui remontent à six semaines. Elle est d'un tempérament lymphatique, d'une constitution détériorée. Elle a vingt-huit ans, a toujours été bien réglée jusqu'à sa dernière grossesse. L'accouchement s'est fait normalement.

Elle n'est tombée réellement malade que huit jours après l'accouchement.

L'examen clinique révèle un engorgement de la matrice, qui est incomplétement revenue sur elle-même; il s'écoule par le vagin un liquide ichoreux, de mauvaise odeur. Le toucher du col est douloureux, ainsi que l'exploration des culs-de-sac antérieur et postérieur; les ligaments larges ne paraissent pas engorgés. La cuisse gauche est considérablement tuméfiée, peu douloureuse; on sent, au niveau du triangle de Scarpa, un cordon très-dur, qui, par sa couleur bleuâtre, dénote une veine oblitérée. L'œdème s'étend jusqu'au pied; la veine saphène, vu sa dureté, paraît également oblitérée. La jambe droite est tout à fait intacte; les veines des bras sont libres.

L'état des voies digestives est satisfaisant: l'appétit conservé; pas de diarrhée. Les urines ne renferment ni albumine ni glycose. Les organes des sens sont indemnes, ainsi que l'intelligence, la motilité et la sensibilité, sauf à la jambe gauche, qui est immobile.

Peu de fièvre: température, 38°; pouls, 68.

Diagnostic. Métrite, phlegmatia alba dolens.

Le 25, on institue un traitement par des applications de vésicatoires volants et des injections vaginales émollientes.

Au bout de huit jours, les douleurs de ventre disparaissent; l'écoulement ichoreux se tarit, et le toucher vaginal cesse d'être douloureux. L'état de la jambe ne varie pas. L'œdème est toujours considérable et la douleur vive, quand on imprime le moindre mouvement au membre. Le cordon veineux se sent toujours.

Le 1er août, je prends le service. Je trouve la femme dans l'état que je viens d'indiquer; je considère la métrite comme guérie, et ne m'occupe uniquement que de la phlegmatia alba dolens. Je prescris le repos absolu, l'application de pointes de feu le long des trajets veineux et à l'intérieur le nitre, à la dose de 4 grammes par jour.

Le 6, la malade se trouve sensiblement mieux; elle remue la jambe sans douleur; elle espère une prompte guérison. Le soir du même jour, on m'appelle auprès de la malade, qui présente depuis une heure les signes d'une asphyxie commençante; elle est légèrement cyanosée; la respiration est haletante et oppressée.

L'auscultation ne donne aucun indice de la lésion qui détermine les accidents ; le bruit vésiculaire n'est supprimé dans aucune partie du poumon. Le cœur bat violemment, mais les bruits ne sont nullement altérés.

En présence de ces phénomènes, je pensai à une embolie soit du cœur droit, soit de l'artère pulmonaire. L'application du marteau de Mayor diminua quelque peu la dyspnée; mais le calme ne se rétablit que le lendemain matin 7 ; il y avait encore 32 mouvements respiratoires par minute.

L'idée d'une embolie perdit alors du terrain dans mon esprit ; je pensai à des accès d'asthme, car je ne pouvais m'expliquer par une lésion constante les phénomènes si passagers auxquels j'avais assisté. La poitrine ne révélait rien à l'auscultation ni à la percussion.

Cet état se maintint pendant quelques jours, puis les accidents d'asphyxie revinrent avec une nouvelle intensité et emportèrent la malade malgré tous mes efforts.

Pour cette fois, je crus être sûr de l'embolie.

Autopsie, faite vingt-huit heures après la mort :

Je commence par la dissection de la jambe; la veine crurale est complétement oblitérée; les deux saphènes le sont aussi. En ouvrant la crurale, on trouve que le coagulum s'étend jusqu'au niveau de la veine hypogastrique, qui est également oblitérée, ainsi que la plupart de ses racines. Le caillot proémine dans la veine iliaque primitive; il paraît comme dilacéré, et est creusé d'un canal qui admet le bout d'un stylet. Il a une couleur jaune sale et se détache facilement des parois de la veine. En l'incisant, on trouve à l'intérieur un liquide quasi-purulent. En descendant, le caillot revient peu à peu à une teinte plus foncée et à une consistance beaucoup plus mollasse ; en certains points il est comme panaché, notamment dans la saphène interne; les globules sont réunis en pelotons et presque complétement séparés de la fibrine.

J'examinai immédiatement le caillot au microscope, et il me

fut facile de voir que j'avais affaire à un ramollissement ordinaire, à une fonte graisseuse des éléments du sang, et à une molécularisation de la fibrine. Quand je mêlai à de l'eau cette bouillie, qui ressemblait à du pus, il se précipita au fond du vase un grand nombre de petits fragments consistants, de la grosseur d'une forte tête d'épingle, composés de parcelles granuleuses de fibrine et de leucocythes.

Cette investigation faite, je pensai trouver le sommet du caillot ramolli dans une des branches de l'artère pulmonaire ou dans le cœur droit lui-même. Je poursuivis donc la dissection jusqu'au cœur, que je laissai en place.

Extérieurement, le cœur présentait un aspect normal; les cavités droites renfermaient de gros caillots cruoriques, que je recueillis avec soin. Les caillots enlevés, j'examinai les orifices, qui étaient intacts. Je disséquai attentivement les caillots, je les mis au contact de l'eau pendant assez longtemps pour les dissocier et y retrouver les débris du coagulum des veines de la cuisse: je ne trouvai rien. L'examen du tronc et des principales branches de l'artère pulmonaire ne montra que des caillots frais, mous, ne rappelant nullement la consistance des grains du caillot primitif; j'examinai surtout les caillots au niveau des divisions et des subdivisions, mes recherches furent inutiles; je ne trouvai rien pour m'expliquer l'asphyxie : les poumons cependant étaient gorgés de sang, très-rouges, et ressemblaient aux poumons d'un pendu. J'ouvris alors successivement presque toutes les ramifications de l'artère visibles à l'œil nu : j'y rencontrai des caillots rouges qui, traités par l'eau, donnèrent un dépôt de grains jaunâtres; ces grains, examinés au microscope, me parurent des agrégats de fibrine en voie de dégénérescence graisseuse et en tout semblables aux débris du caillot de la veine crurale. En tirant au dehors les petits caillots des terminaisons apparentes de l'artère pulmonaire, j'obtins aussi des espèces de fils blanchâtres, qui me parurent anciens.

Cette découverte me fixa sur la manière dont les accidents

s'étaient développés et dont la mort était arrivée chez notre malade.

L'accès du 6 août et la mort par asphyxie devaient nécessairement être le résultat de l'oblitération partielle d'abord, complète ensuite, du réseau capillaire pulmonaire.

Les autres organes étaient sains.

L'observation et l'autopsie que je viens de relater me restèrent depuis dans la mémoire et devinrent le point de départ des expériences que je reproduirai plus bas : je les commençai au mois de juin 1866. Je fus surtout amené à expérimenter par moi-même, parce que je ne trouvai aucune observation semblable ni dans les annales de Virchow, ni dans la thèse de Benjamin Ball, ni dans les écrits de Dumontpallier et de Trousseau, ni dans les analyses de Charcot et Vulpian, ni même dans le livre de Cohn. Mon peu d'expérience clinique et la crainte de me tromper furent d'autres motifs pour moi d'entrer dans la voie qui me souriait.

Je me sentais d'autant plus porté à entreprendre des expériences, que le sujet de mon observation était en coïncidence parfaite avec le résultat d'une expérience de M. le professeur Michel.

Grâce au microscope, mon excellent maître put arriver à expliquer le mécanisme de la mort par l'entrée de l'air dans les veines.

Jusque dans ces derniers temps, trois hypothèses principales régnaient à ce sujet dans la science : les uns pensaient que la mort était due à une sorte de paralysie du cœur produite par l'extension immodérée de ses parois à la suite de l'accumulation des gaz dans ses cavités. Bichat voulait que l'air fût mortel en arrivant au cerveau. D'autres enfin pensaient à un embarras de la circulation dans le système capillaire des poumons.

La réalité de cette théorie peut être démontrée par l'expérience suivante, dont M. Michel eut l'idée : « Sur une grenouille dispo-« sée en conséquence, je m'assurai de la circulation capillaire

« dans la membrane interdigitale d'un des membres abdominaux ; « puis j'injectai vers le cœur une certaine quantité d'air par la « veine tégumenteuse de l'abdomen. Au moment même la circu- « lation s'arrêta dans la membrane interdigitale. J'ouvris à l'ins- « tant la cavité thoracique : le cœur battait, quoique renfermant « une certaine quantité d'air dans ses cavités. Après avoir sorti « un des poumons, j'observai, à l'aide d'une forte loupe ou du « faible grossissement d'un microscope, les phénomènes sui- « vants : dans les capillaires au-dessous de 1/2 millimètre de dia- « mètre, on voyait déjà de petites colonnes d'air qui, oscillant « sous l'influence des pulsations cardiaques, empêchaient com- « plétement le passage du sang dans les capillaires plus petits. « Parfois cependant, à la suite d'une contraction du cœur, cer- « taines parties de la colonne d'air se détachaient pour s'engager « dans les capillaires d'un plus petit volume et devenaient ainsi « un nouvel obstacle à la circulation, qui était obligée de se faire « par des anastomoses voisines. Il en résultait, après un temps « très-court, que des portions plus ou moins étendues de pou- « mon étaient entièrement privées de circulation ; la force d'im- « pulsion du sang s'épuisait à déplacer des colonnes de gaz, qui, « en vertu de leur élasticité, tendaient toujours à reprendre leur « position primitive.

« Il est donc évident que la mort par entrée de l'air dans les « veines est due à une interruption de la circulation pulmonaire « par cette masse de petites colonnettes de fluide aérien, dissé- « minées comme autant de bouchons dans le système capillaire. »

J'ai répété moi-même, sur un lapin, l'expérience de M. Michel, en injectant de l'air dans la jugulaire, et j'ai pu m'assurer que cet air pouvait jouer le rôle d'embolie ; car, même au hile du poumon, on voyait des artérioles distendues par des bulles d'air, ce qui les faisait ressembler à autant de thermomètres dont la tige mercurielle se trouve morcelée par des colonnes d'air.

Je vais rapporter maintenant la série des expériences que je fis pour contrôler mon observation et les faits que je viens de citer.

§ 1.

PREMIÈRE SÉRIE D'EXPÉRIENCES.

Injection de poussières dans la circulation pulmonaire.

Instrumentation. Pour pratiquer cette petite opération, je me sers : 1° d'une seringue ressemblant à celle de Pravaz, pouvant contenir 6 centimètres cubes de liquide, et graduée en millimètres. L'extrémité porte un pas de vis, auquel on peut fixer des canules de lumières variables; 2° de trocarts d'épaisseur et de longueur diverses, calculées sur le calibre des veines; 3° de poussières en suspension dans l'eau (celles que j'ai injectées sont : la poudre de charbon, de tabac, des molécules de fibrine desséchée, des globules de pus, de la poussière tuberculeuse et cancéreuse, et du lait); 4° d'un petit godet gradué, en verre ou en métal, pour mesurer la quantité de poussière ou de liquide à injecter, et une carte à jouer; 5° de petits presse-artères, fils à ligature, bistouris, pinces et sonde cannelée.

Manuel opératoire. On fixe le lapin sur une planche en lui attachant les quatre pattes; on fait maintenir la tête par un aide, afin de ne pas exercer de pression sur le cou; de l'autre main, l'aide maintient le thorax sans le comprimer. On coupe les poils du côté où on veut opérer, puis on fait une incision transversale à la paroi du cou de l'animal, à mi-chemin du maxillaire inférieur au sternum. Cette incision faite, on voit par transparence la jugulaire gonflée par un sang noir; il suffit alors de diviser l'aponévrose superficielle et d'isoler la veine au moyen de la sonde cannelée ou du bistouri. La veine isolée, on la soulève avec la sonde cannelée, dans la rainure de laquelle on passe deux fils à ligature : l'un est attiré en haut, l'autre vers le sternum. Ces deux fils sont confiés à l'aide qui maintient la tête et le thorax de l'animal. Entre les deux fils, on pique la veine avec un trocart choisi d'avance, et on retire la pointe de l'instrument dans l'intérieur de la canule pour éviter de transpercer le vaisseau ; la canule est ensuite enfoncée de 3 à 4 centimètres vers le cœur, pour atteindre autant que possible l'origine de la veine cave supérieure. On fixe alors la canule avec le fil inférieur, et on retire tout à fait le trocart ; le sang remplit immédiatement la canule et en chasse l'air qui s'y trouve ; il n'y a plus qu'à visser sur cette canule la seringue convenablement chargée, et à pousser dans le vaisseau la quantité de liquide qu'on juge nécessaire. L'injection faite, on retire la seringue et la canule en continuant de serrer l'anse du premier fil. On serre ensuite le fil du haut pour éviter une hémorrhagie par le bout supérieur. La plaie est abandonnée à elle-même ou réunie par un ou deux points de suture, suivant que l'incision de la peau est petite ou grande.

Pour charger la seringue, on a d'abord mesuré à l'aide du godet les quantités de poussière et d'eau que l'on veut injecter. Le mélange se fait dans la seringue même ; pour obtenir une suspension parfaite, on secoue l'instrument d'une manière continue avant de le visser sur la canule ; il faut toujours s'assurer qu'il ne contient plus d'air, car nous savons que l'introduction du fluide aérien dans les veines est le plus souvent mortel. Si l'on prend les précautions que je viens d'indiquer, pas une bulle d'air ne pénétrera dans le système circulatoire. Que l'on injecte des poussières en suspension dans l'eau ou des liquides organiques renfermant des éléments plus ou moins gros, il faut toujours se précautionner contre la putridité du liquide vecteur ; car nous avons démontré avec M. le professeur Coze, dans un mémoire intitulé : *Des infections*, combien de semblables injections sont graves.

Si l'on ne prenait pas les précautions nécessaires, on pourrait confondre plus tard les phénomènes emboliques avec les effets de l'empoisonnement : aussi doit-on toujours s'assurer de la pureté de l'eau qu'on emploie, et de la fraîcheur des liquides organiques.

Les poussières sèches que nous avons employées et préparées nous-même sont la poudre de tabac et la poussière de fibrine. La poussière de charbon nous a été fournie par M. Hepp, pharmacien en chef des hospices civils de Strasbourg, qui a mis tous ses soins à la rendre impalpable. Pour faire de la poussière de fibrine, on prend un caillot frais, on le dessèche à une douce chaleur, puis on le réduit en poudre dans un mortier. On procède exactement de la même manière pour le tabac. Une de ces poussières, bien faite, mêlée d'un peu d'eau, et examinée au microscope à un grossissement de 350, ne présente guère de grains isolés plus gros qu'un globule de sang ou de pus; mais il est à remarquer que, dans les liquides où ils sont en suspension, la plupart des grains s'accolent les uns aux autres, et se présentent alors en petits blocs plus ou moins gros. Il en est de même des liquides organiques, où l'on voit toujours les éléments se tasser les uns sur les autres, s'agréger en petites masses dès que les conditions physiques où ils se trouvent d'ordinaire viennent à changer.

Les aides qui m'ont servi dans la plupart de mes expériences sont MM. Duval, prosecteur de la Faculté; Keller et Courbassier, aides d'anatomie; Strauss, Laveran, Gross, Haas, internes à l'hôpital civil. Je les remercie ici de leur bienveillant concours.

PREMIÈRES EXPÉRIENCES.

Le 3 juin 1866, j'injecte dans la jugulaire gauche d'un lapin adulte, en prenant toutes les précautions que j'ai indiquées, 1 centimètre cube de poussière de charbon en suspension dans 6 centimètres cubes d'eau distillée : l'injection n'était pas tout à fait terminée que le lapin donnait tous les signes de l'asphyxie : profondes inspirations, mouvements convulsifs agitant le tronc et les membres, battements de cœur très-précipités. L'animal meurt au moment où je retire la canule.

Aussitôt après la mort, je procède à l'autopsie, avec l'aide de

M. Duval, prosecteur. Nous disséquons la veine jusqu'au cœur; nous constatons qu'il n'y a aucune déchirure : le cœur lui-même ne présente pas de lésion; mais les poumons sont fortement gorgés de sang. L'examen du cœur droit nous prouve que la matière à injection s'y est répandue; elle s'est aussi disséminée dans l'artère pulmonaire. Au microscope on reconnaît facilement la poudre de charbon dans les petits vaisseaux pulmonaires, et, sur certaines coupes, le trajet des capillaires est indiqué par des lignes noires.

En desséchant un semblable poumon, on voit sur chaque coupe des multitudes de points noirs qui ne sont autres que les poussières ayant pénétré jusque dans la profondeur du parenchyme.

Il nous a été impossible de retrouver nos poussières charbonneuses plus loin, c'est-à-dire dans les veines pulmonaires et le sang artériel.

Le lendemain du jour de cette opération, je répétai la même expérience avec de la poussière de fibrine. J'aboutis aux mêmes résultats. Le lapin, au lieu de mourir immédiatement, vécut trois minutes : on eut le temps de le détacher de la planche; mais à peine était-il sur ses pattes qu'il tombait, pris de convulsions, et ayant une respiration accélérée et haletante. Le thermomètre placé préalablement dans le rectum tombe de 39° à 36°.

L'autopsie a démontré jusqu'à l'évidence que la mort n'était pas le résultat d'une déchirure ni d'une lésion traumatique quelconque. L'opération en elle-même ne peut pas être mise en cause, car les injections de liquides purs, ne tenant en suspension aucune poussière, ne déterminent pas la mort immédiate : témoins les nombreuses expériences citées dans le mémoire *Des infections*, de MM. Coze et Feltz.

Depuis cette époque jusqu'au mois d'août dernier j'ai refait la même expérience douze fois, avec diverses matières, et j'ai abouti toujours aux mêmes résultats. J'ai injecté deux fois de la poussière de charbon; trois fois, de la poussière de fibrine;

deux fois, 3 centimètres cubes de pus; une fois, 5 centimètres cubes d'un liquide tenant en suspension des éléments cancéreux très-reconnaissables; trois fois, de la poussière tuberculeuse, autrement dit du liquide de cavernes, et une fois, 3 centimètres cubes d'huile d'olive. Toujours l'autopsie m'a permis de reconnaître ces différents éléments dans le sang et dans les plus petites artérioles et les capillaires du poumon.

Dans toutes les autopsies j'ai procédé de la même manière: toujours j'ai vérifié l'état des organes pour voir si la mort ne serait pas le fait d'une lésion produite par les instruments. Je n'ai jamais négligé de rechercher si les poussières ou les liquides organiques injectés traversaient le poumon; sous ce rapport, mes investigations m'ont toujours conduit à un résultat négatif. Dans les quatorze observations qui précèdent, je n'ai jamais rencontré nos liquides d'injection en tant que produits solides, dans le sang des veines pulmonaires. Je reviendrai ultérieurement sur ce fait, qui a son importance.

Deux cochons d'Inde, adultes et de belle venue, furent soumis aux mêmes expériences que les lapins. Ils périrent de la même façon, et les résultats microscopiques furent identiquement les mêmes que ceux que j'ai indiqués.

La mort, dans toutes les expériences, ne s'est jamais fait attendre plus de cinq minutes. Les animaux qui vivaient au delà de cette limite périssaient plus tard, mais avec de tout autres symptômes. Nous les retrouverons plus loin. Nous savons maintenant que l'asphyxie ne peut être invoquée comme cause de mort que lorsque les animaux succombent pendant l'opération ou immédiatement après. Aux signes qui accompagnent la mort, il n'est plus permis de douter de l'asphyxie : la dyspnée, la respiration saccadée, la précipitation des battements du cœur, les convulsions et la chute rapide du thermomètre placé dans le rectum dénotent bien le genre de mort. En disant que ces animaux périssent par asphyxie, il est bien entendu que je ne veux pas prétendre qu'ils périssent par manque d'air, mais par manque d'hématose ; tout le monde sait en effet que pour qu'il y ait respiration, deux facteurs sont nécessaires : l'air d'une part ; de l'autre, le sang. Que l'on supprime l'un de ces éléments, la mort survient identiquement par le même mécanisme. Dans toutes ces expériences, on empêche l'arrivée du sang aux vésicules pulmonaires par l'oblitération des capillaires ; on supprime ainsi un des facteurs de l'hématose aussi sûrement que si l'on plaçait une ligature à l'origine de l'artère pulmonaire, ou que si l'on empêchait le cœur droit de recevoir le sang qui lui est destiné.

Les expériences ci-dessus démontrent que le genre de mort que nous avons admis pour la femme qui fait l'objet de notre première observation, n'a rien d'hypothétique, et que l'asphyxie peut tout aussi bien survenir par des caillots obturateurs du système capillaire que par de grosses embolies qui bouchent ou les principales branches de l'artère pulmonaire ou l'orifice artériel même du ventricule droit, qui n'est, à proprement parler, que le commencement du système artériel pulmonaire. On comprend même mieux la mort dans les cas d'embolies capillaires nombreuses que dans ceux où une seule division importante de l'artère pulmonaire se trouve fermée par un gros caillot; car en cette dernière occurrence, le champ de l'hématose est encore très-considérable, et la mort doit survenir beaucoup moins vite ; souvent même elle n'est le résultat que des accidents pulmonaires consécutifs, tels que l'œdème, l'inflammation, la gangrène etc. D'un autre côté, la mort par embolies capillaires du poumon doit être très-rare, si l'on songe à la facilité du rétablissement de la circulation par les vaisseaux collatéraux dans un organe aussi riche en capillaires que le poumon, et à la multitude de granulations obturantes qu'il faut pour entraver suffisamment la circulation ; aussi ne voit-on guère la mort subite par embolies capillaires que lorsqu'il existe déj d'autres causes de gêne de la circulation ou de l'hématose, causes dépendant soit du cœur, soit du poumon, soit du sang lui-même.

Les observations cliniques que je vais relater en sont la preuve. Dans la première de ces observations, il s'agit d'un homme très-jeune qui mourut subitement d'asphyxie en notre présence; il portait depuis longtemps un caillot cardiaque, qui cependant ne le gênait pas, puisqu'il continuait d'exercer sa profession de serrurier.

L'autre observation se rapporte à une femme atteinte d'un cancer de la glande thyroïde, qui avait végété dans la veine jugulaire interne, et qui s'était fragmenté et répandu dans le poumon.

§ 2.

OBSERVATION II.

Gastrite chronique par alcoolisme. — Endocardite. — Caillot du cœur droit. — Embolies capillaires de l'artère pulmonaire.

Clinique interne.

S... G..., trente et un ans, né à Strasbourg, exerçant la profession de serrurier, entre le 12 avril 1867 à la clinique de M. le professeur Schützenberger.

C'est un homme d'une bonne constitution, d'un tempérament lymphatique, ayant toujours joui d'une bonne santé, sauf un rhumatisme articulaire, il y a six mois, qui a duré six semaines. Ses habitudes ne sont pas des meilleures : sa femme nous apprend qu'il s'adonne volontiers à la boisson.

A son entrée à l'hôpital, il dit être malade depuis trois semaines seulement, se plaint de faiblesse, d'anorexie, de vomissements de matières glaireuses et alimentaires, de douleurs à l'épigastre.

État actuel. Décubitus dorsal. État afébrile; température, 37°; pouls, 67, faible, mais régulier. Sa face est pâle et présente des cicatrices de variole. Les yeux sont enfoncés dans les orbites;

ils sont fixes ; on remarque un cercle bistré autour de la paupière inférieure. Le malade n'accuse aucun trouble du côté des organes des sens ; pas de céphalée. Les réponses sont nettes mais un peu lentes. Douleur très-vive au niveau de l'épigastre, augmentée par l'ingestion des aliments, mais non par la pression. On ne constate aucune tumeur ou induration à l'épigastre ni dans les parties avoisinantes. Les vomissements sont assez fréquents ; au dire du malade, ils surviendraient immédiatement après les repas. Jamais de sang dans les matières vomies. La langue est blanche, les selles normales. L'examen le plus attentif ne révèle rien du côté des organes contenus dans l'abdomen : le foie, la rate, l'intestin et la vessie occupent leur position normale ; les urines ne renferment ni sucre ni albumine.

L'examen de la poitrine est négatif quant aux poumons ; la respiration s'entend partout ; nulle part de matité. Du côté du cœur on constate quelque peu d'hypertrophie, un choc peu intense, des battements sourds, mais pas de bruits anormaux.

L'examen des membres dénote une force musculaire considérable, quoique l'embonpoint soit assez développé pour un homme de l'âge de notre malade.

On diagnostique une gastrite chronique, par suite d'alcoolisme, et on soupçonne une lésion du cœur consécutive à un rhumatisme articulaire antérieur.

On met le malade à la diète lactée et à l'usage de l'eau gazeuse.

Le 13, pas de changement dans l'état du malade ; délire assez intense pendant la nuit : on le rapporte, vu l'absence de fièvre, à l'alcoolisme. On prescrit 0gr,05 d'extrait gommeux d'opium pour la nuit suivante.

Pas de vomissements depuis le régime lacté.

Le 15, malgré l'opium le malade délire la nuit. Le soir, à six heures, il vomit le lait pris pendant la journée, et accuse un sentiment de brûlure extrême dans la gorge et derrière le sternum. Durant le jour, pas de délire ; le malade répond toujours nettement aux questions qu'on lui adresse, il se rappelle le délire de la nuit et le dit intolérable.

La journée du 16 avril ne présente rien de particulier, mais dans la matiné du 17, le malade est pris d'un accès d'oppression qui dure jusqu'à onze heures; le calme ne se rétablit que dans l'après-midi; mais le soir, vers sept heures, il a un nouvel accès d'asthme, le malade fait des efforts inouïs d'inspiration, cherche l'air en ouvrant la fenêtre.

Appelé près du malade, je le trouve agonisant, la face cyanosée, la respiration haletante et les battements du cœur tumultueux : à sept heures et demie, le malade meurt, sans que j'aie pu me rendre compte de l'asphyxie. Je pensais bien à la femme de la première observation, et à mes lapins, mais je n'osais me prononcer, ne voyant nulle part de thrombose, partout les veines étaient libres, et le malade n'avait jamais accusé ni montré d'œdème.

Autopsie faite vingt-quatre heures après la mort. A l'amphithéâtre j'examinai de nouveau le cadavre pour trouver une phlébite ou une obturation de veine par thrombose; je cherchai surtout du côté des jambes des traces de varices, mais inutilement; je me rappelais l'observation de M. Thirial citée par M. Trousseau dans sa clinique. J'ouvris ensuite le ventre pour examiner les veines du petit bassin et la veine cave inférieure : partout les voies circulatoires étaient intactes. L'ouverture du thorax ne nous apprit rien : le poumon était cependant fort congestionné, le péricarde avait une forte surcharge de graisse, mais le cœur, examiné à l'œil nu, ne paraissait nullement graisseux. L'ouverture du ventricule gauche et l'introduction du doigt dans les orifices ne donnent rien d'anormal. L'examen du ventricule droit au doigt montra un caillot dur, attenant à la paroi interventriculaire; une des lames de la valvule tricuspide semblait recouvrir ce caillot, et contribuer à le fixer. Le ventricule droit fut ouvert vis-à-vis de la cloison ventriculaire; j'y vis un caillot d'un blanc grisâtre, d'où partaient un grand nombre de filaments, formant un chevelu fibrineux de couleur un peu plus claire que le corps du caillot. Une des lames de la valvule tricuspide était enchatonnée dans ce caillot (voy. pl. III, fig. 2).

La position de cette masse ne rendait pas compte de l'asphyxie, car le passage du sang dans l'artère pulmomaire était très-possible, même quand elle était appliquée sur l'orifice artériel ; d'autre part, son siége l'empêchait de s'engager dans l'artère pulmonaire, et même de s'appliquer sur l'entrée de ce vaisseau. Force nous fut donc de continuer nos recherches.

Je trouvai dans les petites artérioles de l'artère pulmonaire des fils provenant évidemment du chevelu du caillot du cœur. M. Keller, aide d'anatomie, en retira une trentaine (voy. pl. VII, fig. 6).

Ce caillot s'était formé par suite de maladie d'une lame de la valvule tricuspide, qui, probablement sous l'influence du rhumatisme antérieur, s'était tuméfiée d'abord pour devenir rugueuse ensuite. Les autres lames de la valvule étaient également épaissies, mais pas au point de la première; en détachant le caillot, il fut aisé de s'apercevoir que la lame recouverte avait dû être déchirée, car à son bord inférieur il y avait une solution de continuité manifeste.

L'examen histologique donne toutes les preuves en faveur d'un caillot ancien, car il était presque entièrement composé de fibrine granuleuse. Les couches centrales étaient les plus anciennes. Les fibrilles attenant au caillot remontaient aussi pour la plupart à un certain temps, vu l'état de granulation de la fibrine qui les composait. Les fils trouvés dans les artérioles avaient la même structure que le chevelu du caillot. Dans les radicules veineuses, M. Keller trouva en divers points de petits caillots, qui remontaient aussi à un certain temps.

Le microscope révéla encore l'existence d'une ancienne endocardite. Les fibres du cœur n'avaient pas subi de dégénérescence graisseuse.

Avec ces faits il nous est facile d'établir la physiologie pathologique de la maladie de notre sujet. En effet, les pièces anatomiques permettent de dire que notre homme avait eu une endocardite lors de son rhumatisme, que cette maladie avait entraîné une déformation de la valvule tricuspide, d'où un obstacle à la circulation, un dépôt de fibrine de plus en plus considérable, et enfin un caillot proéminant toujours davantage dans la cavité du ventricule droit. L'inégalité de la face interne du ventricule, les cavités ou vides qui séparent les tendons des valvules, nous rendent compte de la formation du chevelu à la surface du caillot. La fragmentation de ce chevelu et l'entraînement par le sang des parcelles détachées nous expliquent les phénomènes d'asphyxie du dernier jour. Il est infiniment probable que le malade avait eu antérieurement des accès de suffocation, car sa femme nous a raconté que souvent il rentrait de son travail respirant avec une difficulté extrême, et que le repos seul lui rendait la respiration plus facile.

Quant aux lésions de l'estomac, elles étaient celles d'une gastrite chronique, les follicules muqueux et pepsiques étaient hypertrophiés ; sur certains points existaient des rougeurs tenant à une hyperhémie locale de la muqueuse.

Les autres organes étaient sains, les reins seuls présentaient les signes d'une congestion plus ou moins forte.

Il est évident que chez le sujet de cette observation, la cause occasionnelle, immédiate de la mort, était les embolies capillaires trouvées dans les petites ramifications de l'artère pulmonaire, et la cause primitive déterminante, l'endocardite ulcéreuse et le caillot ancien trouvé dans le ventricule droit.

OBSERVATION III.

Cancer de la glande thyroïde. — Caillot cancéreux dans la veine jugulaire interne droite. — Cancer du poumon.

Clinique des maladies chroniques.

(*Observation recueillie par M. Lacassagne, interne du service de M. le professeur Coze.*)

La nommée C... D..., née à la Robertsau, est âgée de cinquante-neuf ans. C'est une femme petite de taille ($1^m,20$); la tête est grosse, les membres petits et grêles. Elle est à peu près idiote. Elle a eu trois sœurs également idiotes : deux vivent encore, l'autre est morte l'année dernière de phthisie pulmonaire. Elle a un frère qui vit et qui est très-intelligent.

Cette malade est à l'hôpital depuis l'âge de seize ans. Depuis trois mois elle avait été admise au service des maladies chroniques; elle se plaignait peu et ne paraissait pas souffrir. Elle présentait sur le côté droit du cou une tumeur qui ne paraissait pas la gêner, et dont elle ne pouvait préciser l'origine. On pensait à un goître.

De temps en temps elle présentait quelques étouffements, auxquels on ne fit que peu attention; ils ne gênaient que momentanément la malade. Bientôt les accès de dyspnée augmentèrent, et la malade fut forcée de garder le lit depuis le 1er février dernier.

Elle accusait une grande gêne de la respiration, peinte du reste sur tous ses traits. Quand on lui demandait où elle souffrait, elle montrait le cou.

Dans la nuit du 4 au 5 février, l'interne de garde fut appelé, il fit appliquer un vésicatoire sur cette région, car elle venait d'avoir un accès de suffocation d'une demi-heure de durée. Pas de toux. Expectoration nulle. Le lendemain à la visite, traces évidentes d'asphyxie : respiration très-difficile, lèvres bleues, extrémités froides et cyanosées.

En avant, la poitrine est petite, mais bien conformée. La percussion donne un son assez clair. A l'auscultation, rhonchus et sibilances. En arrière, à la percussion, légère submatité des deux côtés, râles fins à la partie inférieure. On prescrit huit ventouses scarifiées et 0gr,30 de kermès.

La journée se passe sans accident. On n'a pas appliqué les ventouses.

Le 6, nouvel accès de suffocation. On ordonne huit ventouses et 2 grammes d'ipéca en trois paquets. Les vomissements déterminés par l'ipéca produisent d'abord un bon effet, mais ce mieux est de courte durée; de nouveaux accès apparaissent et la malade meurt au milieu d'un accès le 7 février, à cinq heures du matin.

Autopsie faite trente-six heures après la mort.

MM. les professeurs Michel et Coze m'assistent pendant toute la durée de cette opération.

La dissection de la région thyroïdienne montre une tumeur considérable du lobe droit de la glande thyroïde. Le lobe gauche est normal. La tumeur paraît de prime abord être le lobe droit hypertrophié, mais un examen plus attentif fait voir une dégénérescence complète (voy. pl. I, fig. 1). La tumeur présente à sa surface des bosselures, qui se laissent déprimer avec le doigt. Quand on les incise, il en sort un suc laiteux. Sur aucun point du néoplasme on ne retrouve le tissu glandulaire proprement dit; le microscope montre que les éléments glandulaires ont entièrement disparu, qu'il s'y est substitué un nouveau tissu, constitué par des éléments cellulaires fusiformes (voy. pl. VII, fig. 2). Les veines thyroïdiennes supérieure et inférieure sont englobées dans la tumeur, jusqu'au milieu de laquelle on peut les suivre en les disséquant avec soin (voy. pl. I, fig. 1).

L'incision de la thyroïdienne inférieure fait voir que cette veine est en partie oblitérée par un tissu analogue à celui de la tumeur; en suivant le caillot que j'appellerai *carcinomateux*, on arrive jusqu'à la jugulaire, qui présente, sur le milieu de son parcours cervical, un renflement de l'épaisseur du pouce d'un adulte. L'ouverture des parois au niveau de ce renflement montre que l'intérieur de la veine est occupé par un caillot blanchâtre en continuité directe avec celui de la thyroïdienne inférieure (voy. pl. I, fig. 1) ; le sang passait encore dans la jugulaire, car le caillot n'adhérait qu'à la paroi postérieure de ce vaisseau. En incisant la jugulaire dans tout son parcours, on voit que le caillot cervical ne descend pas plus loin que l'espace sus-claviculaire. Le bout inférieur du caillot est déchiqueté, très-ramolli.

L'examen histologique fait reconnaître dans le thrombus les mêmes éléments que ceux de la tumeur thyroïdienne; le sang de la veine cave supérieure contient aussi de ces éléments.

L'examen de l'artère pulmonaire nous apprend que dans deux des principales branches il s'est développé des tumeurs qui oblitèrent incomplétement leur lumière. L'aspect extérieur de ces productions est le même que celui des tumeurs thyroïdienne et jugulaire; le microscope confirme cette donnée. Dans les ramifications de troisième et quatrième ordre, nous trouvons encore du tissu cancéreux adhérant aux parois des vaisseaux ; dans les divisions les plus petites enfin, nous constatons des fragments cancéreux libres, sans connexion aucune avec la paroi. Avec les pinces on retire des plus petites artérioles pulmonaires de petits caillots filiformes dans lesquels on constate de nouveau les éléments cancéreux de la glande thyroïde (voy. pl. 1, fig. 2).

A côté de ces tumeurs multiples du système circulatoire on voit dans le poumon des noyaux cancéreux qui paraissent indépendants. La dissection démontre que ces noyaux ne sont autres que des caillots cancéreux ayant contracté des adhérences avec les parois, et que, celles-ci une fois détruites, le tissu nouveau a végété dans le parenchyme pulmonaire proprement dit.

La dissection des veines pulmonaires fait voir que leurs radicules terminales renferment au niveau des masses cancéreuses des coagulums, qui, examinés au microscope, sont également chargés de cellules cancéreuses analogues à celles de la tumeur primitive. Sur quelques points les noyaux cancéreux du poumon avaient envahi la plèvre.

Le cœur ne présente pas de lésions : il est petit, mais ses fibres ne sont pas en voie de dégénérescence graisseuse.

Le foie est volumineux : on n'y trouve aucune trace du cancer.

Le rein gauche est normal, mais petit ; le rein droit est hypertrophié : il a une fois et demie le volume de l'organe normal.

La rate ne présente rien de particulier.

L'utérus offre deux tumeurs dures, que le microscope classe dans les tumeurs fibreuses. Les ovaires présentent une dégénérescence kystique. En examinant les organes génitaux externes on trouve une membrane hymen, à ouverture semi-lunaire.

Rien du côté des organes digestifs. Rien du côté du cerveau.

Ici encore il nous est facile de nous rendre compte des différents stades de la maladie et de démontrer que la mort a eu pour cause immédiate les embolies capillaires, et pour cause éloignée la gêne qu'avaient apportée, à l'acte de l'hématose, l'oblitération presque complète de certaines branches de l'artère pulmonaire, ainsi que la transformation carcinomateuse de certaines parties du parenchyme.

De ces deux observations on peut rapprocher celle de Weber, de Heidelberg, publiée en 1866 dans la *Gazette hebdomadaire*, p. 638. Le malade du docteur Weber portait une série de tumeurs enchondromateuses sur les os des extrémités inférieures, l'omoplate gauche et le bassin. Après un certain temps il offrit des troubles respiratoires, à la suite desquels il succomba.

OBSERVATION IV.

Tumeurs enchondromateuses périphériques. — Dyspnée. — Mort.

(*Clinique de Weber, de Heidelberg.*)

Un homme robuste, âgé de vingt-cinq ans, entra au mois de décembre 1864 à la clinique de Heidelberg pour se faire soigner d'une tumeur qu'il portait à la tubérosité de l'ischion. Il avait remarqué depuis dix ans que sur les os des extrémités inférieures s'étaient développées des excroissances dures, volumineuses, bosselées, et qu'une tumeur analogue, mais plus volumineuse, s'était formée depuis quelques années au niveau de l'omoplate gauche. La tumeur du bassin ne paraissait dater que d'un an. Elle était bosselée, d'une dureté cartilagineuse, et avait acquis le volume de la tête d'un enfant de dix ans. Elle arrivait supérieurement jusqu'au ligament de Poupart, inférieurement elle était surtout saillante à la face interne de la cuisse. La tubérosité ischiatique était perdue dans cette masse, qui s'étendait postérieurement jusqu'à l'anus. Les ganglions lymphatiques de l'aine étaient fortement engorgés. Le toucher rectal montrait que la cavité du petit bassin était en grande partie occupée par une tumeur peu consistante. Les choses étant ainsi, on renonça à intervenir chirurgicalement. La tumeur du bassin se développa rapidement vers l'intérieur.

En juillet 1865, le malade eut de temps en temps des accès de dyspnée et en mourut.

Voici les principaux faits qu'on constata à l'autopsie :

Les os des extrémités supérieures et inférieures étaient garnis d'exostoses, les unes verruqueuses, les autres aiguillées ; elles étaient en grande partie recouvertes d'une couche de cartilage. Sur le sternum et sur la plupart des côtes existaient également de petites excroissances constituées par du tissu osseux ou par du cartilage. L'omoplate gauche portait à sa face interne une tumeur sessile d'un volume supérieur à celui du poing, bosselée, composée de masses cartilagineuses blanches. Un enchondrome, en partie crétifié, mou dans le reste de son étendue, ayant le volume d'un œuf de poule, naissait de l'apophyse articulaire droite de la quatrième vertèbre lombaire.

Le petit bassin était en partie rempli par une agglomération colossale de tumeurs bosselées, dont la masse principale remplaçait le côté gauche de son squelette osseux ; la tumeur s'étendait en outre à travers la symphyse du pubis, au pubis et à l'ischion du côté droit. Le bassin était si bien rempli par la production morbide qu'il ne restait qu'un passage très-étroit pour le rectum et l'urèthre.

La tumeur était formée en grande partie par du cartilage hyalin, blanc ; une autre partie par du cartilage gélatineux ; ailleurs, et dans une étendue assez considérable, se trouvait une masse cartilagineuse mychomateuse, diffluente, très-riche en vaisseaux et traversée par de nombreuses ecchymoses.

Les altérations des parties molles étaient plus intéressantes encore que celles du squelette. Des deux côtés, des traînées de ganglions lymphatiques volumineux atteints de transformation cartilagineuse, accompagnaient les gros vaisseaux pelviens. La face antérieure de la tumeur présentait un sillon profond, dans lequel étaient logées l'artère et la veine iliaques primitives. La veine contenait un thrombus d'un aspect laiteux, constitué par du cartilage gélatineux, s'étendant du côté de la périphérie dans la veine iliaque externe jusqu'au ligament de Poupart, où il avait le volume du petit doigt, tandis que dans l'iliaque primitive, son volume égalait celui d'un œuf de pigeon. Il se prolongeait également dans les veines hypogastrique et ischiatique gauches et se terminait inférieurement par une masse déchiquetée, ramollie, jaunâtre, d'aspect caséeux. Il n'adhérait à la paroi des vaisseaux que dans un très-petit nombre de points ; partout ailleurs il était parfaitement libre, çà et là il était même séparé de la tunique interne par des caillots sanguins. Après l'avoir extrait du vaisseau en prenant les plus grands ménagements, on reconnut que la paroi postérieure de celui-ci était perforée en deux endroits distincts, et qu'à travers ces ouvertures le thrombus se continuait directement avec l'enchondrome pelvien.

Or cette thrombose cartilagineuse de la veine iliaque était devenue le point de départ d'un grand nombre d'embolies.

Au centre d'un caillot couenneux du cœur droit on trouve un embolus cartilagineux, arrondi, du volume d'un haricot. Les premières divisions de l'artère pulmonaire étaient libres, mais les branches de troisième ordre contenaient des embolies cartilagineuses à cheval sur leur éperon de bifurcation; il en existait aussi un grand nombre dans les rameaux plus fins qui étaient complétement oblitérés. Ces obstructions portaient principalement sur les vaisseaux des deux lobes inférieurs.

Au delà de ces embolies, qui ne présentaient aucune trace de putréfaction, le parenchyme pulmonaire contenait un grand nombre d'infarctus de volume variable.

Le parenchyme du foie contenait également divers noyaux cartilagineux, dont quelques-uns atteignaient jusqu'aux dimensions d'un haricot et autour desquels le tissu du foie était infiltré et ramolli. Les noyaux étaient situés autour des branches de la veine porte, remplies de masses semblables.

Dans le voisinage de quelques-unes de ces branches oblitérées par des embolies cartilagineuses, il s'était formé des abcès du volume d'une noix. Les caractères histologiques des embolies cartilagineuses s'accordaient parfaitement avec ceux des thrombus des veines pelviennes : cellules très-délicates, arrondies ou ramifiées, étoilées ; substance intercellulaire semblable à celle des cartilages hyalins, ayant çà et là une apparence muqueuse.

Des parois des branches de l'artère pulmonaire, on voit des vaisseaux très-fins pénétrer par bourgeonnement dans les embolies cartilagineuses. Celles-ci contractent ensuite des adhérences avec la tunique interne, puis elles perforent la paroi du vaisseau et se développent autour de lui en un noyau cartilagineux plus volumineux; ailleurs cette paroi semble subir une sorte d'infection par le contact de l'embolie, et il se forme des noyaux cartilagineux, surtout dans les tuniques moyenne et adventive, tandis que l'épithélium, qui se conserve le plus longtemps, indique souvent la séparation qui existe entre ces noyaux et l'embolie.

Cette observation est en tout semblable à celle que j'ai recueillie au service de M. le professeur Coze; elle suscite les mêmes réflexions touchant le genre de mort et la manière dont les embolies capillaires se sont développées et propagées.

§ 3.

Les observations que je viens de rapporter et les expériences citées plus haut établissent plusieurs faits que je veux signaler d'une manière spéciale :

1° Les embolies capillaires peuvent déterminer la mort sans qu'il y ait, du côté du cœur ou du poumon, d'autres lésions pouvant entraver l'hématose. Ces cas sont rares; nous n'en possédons qu'un exemple, mais les expériences en établissent bien la possibilité.

2° Les embolies capillaires sont très-souvent la cause immédiate de la mort par asphyxie, d'autres causes prédisposantes existant déjà, soit du côté du cœur, soit du côté des poumons. A l'appui de cette proposition nous avons les trois observations tirées l'une du service de M. Schützenberger, la deuxième du service de M. Coze, l'autre de celui de Weber, de Heidelberg. Les faits jusqu'ici établis nous permettent en outre de poser les jalons de la symptomatologie et du diagnostic des embolies capillaires de l'artère pulmonaire. Les accès de dyspnée fréquemment répétés, survenant tout à coup chez des individus atteints de thromboses périphériques, de tumeurs malignes envahissant rapidement les tissus ambiants, de maladies entraînant une très-grande coagulabilité du sang, ou de phlébite traumatique, permettent l'hypothèse d'embolies capillaires dans les voies circulatoires du poumon. La mort, survenant dans un accès de suffocation déjà précédé d'autres accès de dyspnée plus ou moins forts, est un signe presque certain d'embolies capillaires du poumon. Les embolies des premières voies, c'est-à-dire les caillots migrateurs considérables, tuent du coup, dans le premier accès de suffocation, ou bien ils entraînent d'autres accidents graves faciles à reconnaître par la percussion et l'auscultation, tels que l'œdème du poumon, la pneumonie, la gangrène et l'hydropneumothorax. Les embolies capillaires n'ont pas ces suites fâcheuses : la respiration n'est d'abord qu'entravée plus ou moins légèrement. Les connaissances acquises nous permettent de diagnostiquer leur présence, témoin la remarquable observation publiée par M. le professeur Michel d'une fille qui eut les pieds gelés pendant les froids rigoureux du mois de janvier dernier. Elle présentait des troubles de circulation et de respiration, qui purent être rapportés à des embolies capillaires ayant pour point de départ des caillots venus des membres atteints par le froid. L'examen microscopique a démontré que les embolies capillaires du poumon étaient composées, comme les caillots des veines des parties gelées, de globules sanguins altérés, de gouttelettes graisseuses et même des cellules fusiformes provenant des épithéliums des vaisseaux veineux. La lecture de l'histoire de cette malheureuse fille montrera que le diagnostic est possible, de par la fréquence de la respiration suppléant aux parties du poumon imperméables au sang, de par les rhonchus dus aux embarras d'une circulation locale, de par la teinte bleuâtre de la face coïncidant avec une entière pâleur des téguments, double indice d'un arrêt de la circulation veineuse et d'une insuffisance de la distribution du sang artériel. Cette observation démontre encore notre autre proposition, à savoir que les embolies capillaires du système pulmonaire ne tuent pas facilement, *de motu proprio*, s'il n'existe pas de lésions antérieures soit du côté du poumon, soit du côté du cœur.

OBSERVATION V.

Congélation des deux pieds. — Paralysie de la portion motrice de la branche postérieure du nerf radial à l'avant-bras droit. — Phénomènes consécutifs d'asphyxie. — Amélioration d'abord. — Tétanos huit jours après l'accident. — Mort vingt-quatre heures après le début de cette dernière complication.

Clinique des maladies syphilitiques.

R... W..., âgée de vingt et un ans, entra à l'hôpital le 23 janvier 1867. Constitution robuste, embonpoint conservé, tempérament lymphatico-sanguin. Depuis huit jours, cette fille, adonnée à la prostitution, a été chassée de son logement, dont elle n'a pu payer le terme. A partir de ce moment et par un froid rigoureux, elle reste exposée nuit et jour aux rigueurs de la saison, sauf quelques heures d'hospitalité que lui donne, pendant la nuit, une de ses camarades. Le 21 janvier, la charité de cette dernière ayant cessé, R... passa tout son temps sans abri, au milieu de la rue, par une température de 10° au-dessous de zéro. Depuis cinq jours elle n'a plus ôté ses chaussures; sa seule ressource consistait à implorer un abri momentané dans les postes de soldats, qui la renvoyaient bientôt après en avoir abusé.

Enfin, mourant de faim et de froid dans la nuit du 22 au 23 janvier, elle se dirigea vers la citadelle, s'assit sur une borne, où elle passa une partie d'une nuit affreuse, puis sous un hangar, enfin dans une guérite. C'est là qu'elle fut trouvée le 23 janvier, à neuf heures du matin, par des soldats, qui la transportèrent au poste le plus voisin et de là à l'hôpital civil, où elle fut reçue à quatre heures du soir.

État actuel le 23 janvier. Face rouge, congestionnée; frissonnement continuel parcourant tout le corps de la jeune fille; intelligence nette; jambes gonflées; peau tendue, rosée, ne conservant pas l'empreinte des doigts. Les deux pieds, jusqu'à la hauteur des malléoles, d'un brun bleuâtre, les orteils presque noirs. A la partie interne de leurs surfaces dorsales quelques phlyctènes, surtout à gauche, variant de la grandeur d'une pièce d'un franc à celle d'une lentille. Épiderme plantaire foncé, comme macéré. Toutes ces parties sont froides et peu sensibles. Jambes très-douloureuses au moindre attouchement.

Mouvements de l'avant-bras droit sur le bras normaux; mouvements d'extension de la main sur l'avant-bras, des doigts sur la main et des phalanges entre elles, abolis; celles-ci restent dans une flexion permanente. Avant-bras en pronation. Sensibilité conservée dans cette région. Il est évident qu'une paralysie frappe les muscles de cet avant-bras, innervés par la branche postérieure du nerf radial.

On applique des compresses froides sur les extrémités inférieures.

Le 24, la malade comprend les questions et y répond. Respiration plus embarrassée. Vives douleurs aux pieds et aux jambes.

Vingt ventouses sèches sur la poitrine; 20 centigrammes d'extrait gommeux d'opium à l'intérieur; vin aromatique froid sur les extrémités.

Le 25, dans l'après-midi, je visite la malade pour le première fois. Elle est plongée dans un léger coma. Intelligence nette; réponses lentes (effet de l'opium donné la veille). Respiration stertoreuse, se suspendant par moments : 50 inspirations par minute; pas de matité appréciable; bruit vésiculaire mêlé, à l'auscultation, de rhonchus siégeant dans les bronches et la trachée. Pouls précipité, vif, petit; on peut à peine le compter, il dépasse 140 pulsations. Battements du cœur tumultueux, sourds. Ventre tympanisé; inappétence; soif considérable.

Diagnostic. Embolies capillaires de l'artère pulmonaire. Nouvelles ventouses sur le thorax; vin de quinquina à l'intérieur. La malade est placée dans une chambre spacieuse et à température moins élevée.

Le 26, la malade a bu de l'eau et quelques rares cuillerées de vin de quinquina. Amélioration notable. Le coma a disparu;

quelques vertiges. Pouls régulier à 110 pulsations. Respiration plus libre, moins fréquente. Les rhonchus ont en grande partie disparu. La malade demande à manger. Douleurs très-vives avec sensation de froid dans les jambes.

Pansement des pieds avec le styrax.

Le 27, état général assez bon. Phénomènes respiratoires comme la veille. La paralysie du nerf radial persiste. L'épiderme se détache en masse du pied gauche. Les ongles du même côté se déchaussent et tombent.

Le 28, aux deux pieds, les ongles et l'épiderme se détachent; une odeur gangréneuse se dégage.

Pansement avec compresses imbibées d'une solution au 1/20 d'hyposulfite de soude sur le pied gauche, et sur l'autre d'une solution de permanganate de potasse au 1/20. On désire connaître comparativement la valeur de ces deux substances désinfectantes.

Le 29, le permanganate désinfecte mieux que l'hyposulfite. Les limites de la gangrène ne sont pas encore nettement établies, surtout dans la profondeur. L'état général est le même.

Le 30, dans la nuit, la malade accuse des douleurs à la gorge, avec vomituritions. Une cuillerée d'eau introduite dans la bouche, vers huit heures du matin, provoque un état convulsif de la gorge, qui arrache des cris à la malade. Elle ouvre péniblement la bouche. On craint une invasion de tétanos.

A onze heures du matin, les masséters sont contracturés. La malade ne peut tirer la langue. Les pupilles sont dilatées. On prescrit 2 centigrammes d'extrait de racine de belladone en lavement.

La médication reste inefficace. A une heure de l'après-midi, les muscles de la nuque se prennent malgré une injection hypodermique de 15 milligrammes du même extrait. A dix heures du soir, relâchement marqué des muscles des mâchoires et diminution de la dilatation des pupilles; la contracture s'étend à tous les muscles du cou, aux intercostaux, au diaphragme.

Le 31, à cinq heures du matin, râles trachéaux; respiration

fréquente, laborieuse; le côté gauche du thorax presque immobile. La malade délire, pousse des cris lamentables. Elle porte les mains vers les attaches du diaphragme, comme pour y arracher une corde qui l'étreint, mouvement qu'elle faisait vers la gorge dans la matinée précédente. Les paupières sont fortement serrées. Elle succombe à cinq heures du matin.

En lisant cette observation on voit clairement que cette femme a succombé à un tétanos; il a débuté par les nerfs oculo-moteurs communs, et, suivant une marche de haut en bas, il a successivement envahi les nerfs de la cinquième, septième, huitième et douzième paire cérébrale, puis ceux de la partie supérieure de la moelle jusqu'aux origines des nerfs diaphragmatiques, au moment où la mort est arrivée. Il ne s'est rien produit dans les nerfs des extrémités.

A l'autopsie faite avec le concours de nos jeunes collègues, MM. Morel, Feltz et Jœssel, nous avions à rechercher: 1° la cause des troubles circulatoires et respiratoires constatés vingt-quatre heures après la congélation; 2° celles de la paralysie du nerf radial droit et du tétanos.

Autopsie. Dans la dissection des deux pieds, on trouva les veines dorsales remplies de caillots blanchâtres, se prolongeant dans les veines saphènes internes et externes jusqu'au milieu de la jambe (voy. pl. IV, fig. 7). Les veines profondes, au contraire, étaient perméables, même les plantaires. Elles ne renfermaient pas de caillots. En dehors, les parties étaient gangrénées; il était difficile de tracer dans la profondeur les limites de la gangrène.

Les cavités gauches du cœur étaient vides. Les cavités droites renfermaient des caillots mous, volumineux, ambrés et rouges par place (caillots d'agonie); ils ne se prolongeaient pas à l'origine de l'artère pulmonaire.

Accolé à la paroi ventriculaire, on remarquait un caillot plus petit, du volume d'un gros pois. Sa dureté, sa couleur blanche le différenciaient aisément des caillots plus volumineux. Son intérieur creux renfermait de la sérosité. Ses parois étaient formées d'une substance plus dure, analogue à celle des caillots trouvés dans les extrémités inférieures.

Les principales divisions de l'artère pulmonaire étaient libres. En poursuivant avec soin ses plus petites divisions, on trouvait dans de nombreux points des caillots qui les remplissaient (voy. pl. IV, fig. 8). Ils n'étaient point homogènes ni dans leur consistance ni dans leur couleur. Ils se composaient de petits fragments blancs, plus solides, emprisonnés dans des coagulums rouges et plus mous. Au niveau de ces capillaires remplis, les poumons offraient de petits noyaux rouges, saignants sur la coupe, indurés (infarctus pulmonaires), surtout dans les lobes inférieurs.

Examen microscopique des caillots des veines saphènes, du cœur droit et des capillaires de l'artère pulmonaire etc. Les portions blanches des caillots se composaient : 1° d'une grande quantité de graisse libre en gouttelettes ; 2° de beaucoup de globules rouges à divers degrés de décomposition moléculaire ; 3° de quelques globules blancs normaux ; 4° de quelques cellules fusiformes dépendant sans doute de la desquamation de l'épithélium vasculaire.

En examinant même la surface lisse des caillots extraits des capillaires pulmonaires les plus fins, on remarquait un très-grand nombre de ces cellules implantées sur leur surface, à la façon des grains d'un épi de seigle.

Les caillots rouges contenaient quelques globules rouges renfermés dans de la fibrine peu consistante.

Le sang pris dans différentes artères du corps offrait quelques globules blancs, des globules rouges déformés ronds, beaucoup de gouttelettes de graisse libre, et nombre de petits caillots microscopiques formés de ces divers éléments se trouvaient dans le sang liquide des veines des extrémités inférieures. Le sang contenu dans les orteils gelés était composé de globules rouges beaucoup plus petits qu'à l'état normal.

Des coupes pratiquées dans les infarctus pulmonaires montraient l'intégrité des vésicules de cet organe. Il n'y avait pas trace de pneumonie. Nombre de cellules étaient en voie de dégénérescence graisseuse. On aurait dit que certains capillaires étaient remplis par place de graisse libre. Cette graisse ne venait pas du poumon, aucun élément histologique ne présentant de fonte graisseuse assez avancée pour la produire.

Cet examen microscopique prouve sans réplique : 1° que la matière blanche des caillots des capillaires de l'artère pulmonaire était plus ancienne que la portion rouge circonvoisine ; 2° qu'en se basant sur l'identité de leur composition avec celle des caillots des veines dorsales du pied, on était amené à leur attribuer une même origine ; 3° que quant à la graisse libre trouvée dans les caillots des veines, dans le sang des artères et dans les capillaires des poumons, elle provenait évidemment de certaines mutations chimiques opérées dans les caillots, ou de la rupture de cellules adipeuses dont le contenu aurait passé dans les vaisseaux sanguins ouverts par le fait seul de la congélation.

Les recherches microscopiques faites en vue de rechercher les lésions anatomiques du tétanos ne nous ont rien appris. Les nerfs soupçonnés n'ont présenté aucune altération ; seulement, dans les nerfs affectés, le cylinder axis était très-évident et facile à étudier.

La branche postérieure du nerf radial à l'avant-bras droit n'a offert aucune modification très-tranchée à l'œil et à l'examen microscopique fait par M. Morel. Cette même étude, répétée par nous-même avec soin, en comparant les nerfs sains et malades, semble nous avoir laissé cette impression : 1° que les tubes nerveux du nerf radial affecté, comparés avec ceux du côté sain, offraient une lésion de la substance médullaire, consistant dans une coagulation plus en masse, avec aspect caillebotté, et tendant déjà à devenir granuleuse par places. Cette altération offrait une grande analogie avec celle que nous avons déjà signalée dans nos expériences sur les extrémités périphériques des nerfs coupés, résultats conformes à ceux signalés dans des circonstances pareilles par MM. Netter, Vulpian etc.

Pour bien étudier la symptomatologie des embolies capillaires, nous avons institué une série d'expériences sur différents animaux.

Au lieu d'injecter nos poussières et nos liquides organiques chargés d'éléments solides dans la jugulaire, nous avons choisi des veines périphériques pour ne pas être obligé de diminuer par trop la quantité de nos poussières en suspension, et pour nous rapprocher davantage de ce qui se passe ordinairement chez l'homme, où les embolies capillaires partent presque toujours de la périphérie.

§ 4.

DEUXIÈME SÉRIE D'EXPÉRIENCES.

PREMIÈRE EXPÉRIENCE.

Je mets à nu la veine crurale d'un lapin, au milieu de la cuisse; j'y fixe un trocart muni de sa canule; la veine piquée, le trocart est enlevé, et la canule dirigée vers le centre; elle se remplit immédiatement de sang. J'y visse aussitôt la seringue chargée de poussière de fibrine et je pousse l'injection vers le cœur. La quantité de fibrine équivaut à un centimètre cube. L'opération faite, la veine est refermée au moyen d'un presse-artère. Les phénomènes pulmonaires ne se révèlent qu'au bout de quinze minutes et ne se traduisent que par une augmentation de fréquence de la respiration. L'animal, quoique paraissant mal à son aise, n'en exécute pas moins toutes ses fonctions. Nous l'observons pendant une heure sans remarquer chez lui autre chose qu'une espèce de dyspnée, qui l'empêche de courir aussi vite et aussi longtemps qu'à l'ordinaire, quand on l'effraie et qu'on le poursuit.

Le lendemain de l'opération, l'animal vit, mais respire mal : on compte jusqu'à 70 respirations par minute; la température est au-dessous de la moyenne : 36°,5; les battements du cœur sont plus précipités qu'à l'état normal.

Je fais une nouvelle injection dans la veine crurale du côté opposé, de la même manière que la veille. L'animal supporte bien l'opération; mais, quarante-cinq minutes après l'injection, il succombe avec quelques convulsions. Durant ce temps, il respire très-fréquemment, ne peut pas courir; c'est à peine s'il se traîne d'une place à une autre avec grandes difficultés.

La mort survient à la suite d'une profonde inspiration.

L'autopsie démontre que le poumon est farci de notre poussière de fibrine; mais nous découvrons que les valvules des veines en ont retenu une très-grande quantité. Sur certains points, le poumon était rouge, comme marbré. Le sang des veines pulmonaires ne contenait pas de poussières; je les ai aussi vainement cherchées dans le foie.

DEUXIÈME EXPÉRIENCE.

Chez un chien de petite taille, j'injecte 3 centimètres cubes de poussières dans la veine crurale, en poussant l'injection du côté du cœur. Il supporte parfaitement l'opération, mais à peine est-il détaché de la planche d'opération, qu'il donne des signes manifestes de dyspnée; il est haletant, dans l'impossibilité de courir; il marche à peine. Cet état de dyspnée dure pendant une heure et demie. A ce moment, la respiration paraît plus libre, tout en étant très-fréquente; l'animal peut descendre tout seul deux escaliers; rentré dans sa niche, il se met à manger. Le lendemain matin, il vit encore, mais est toujours très-oppressé. La température est au-dessous de la normale. Voulant vérifier l'état du poumon, je fais abattre l'animal sans lui faire de nouvelle injection.

On constate dans l'organe de la respiration un grand nombre de taches rouges exactement semblables à celles que nous avons vues chez la malade de M. le professeur Michel. Le sang renfermé dans le poumon est chargé de poussière de fibrine, surtout au niveau des points rouges.

Je puis presque assurer que, chez le chien, les capillaires pulmonaires laissent passer des parcelles de fibrine, car il me semble en avoir vu dans le sang de la veine pulmonaire. Dans tout le trajet veineux, depuis la plaie d'injection jusqu'au cœur, il a été facile de retrouver la poussière injectée, et même, au niveau des valvules, de remarquer qu'elle avait déterminé des coagulums sanguins; ce fait nous porte à penser que la matière injectée ne reste pas longtemps en suspension, qu'elle ne tarde pas à former des amas qui gênent la circulation périphérique, la ralentissent et empêchent la production immédiate de phénomènes asphyxiques. Il se passe ici quelque chose de semblable à ce que nous avons vu dans l'observation de Weber, où une petite masse enchondromateuse est devenue, dans le cœur, le point de départ d'un coagulum considérable, très-dense.

TROISIÈME EXPÉRIENCE.

Un cochon d'Inde est soumis à la même opération que le chien et le lapin dont je viens de faire mention. J'ai observé chez lui les mêmes phénomènes ; il ne périt que dix heures après la seconde injection, avec tous les signes de l'asphyxie, et présenta à l'autopsie les mêmes taches rouges caractéristiques du poumon.

Ces expériences démontrent bien que la mort n'est presque jamais immédiate si l'on fait partir les embolies de la périphérie; cela tient à ce qu'une grande partie des poussières reste dans le tronçon de la veine qui sépare le point d'injection de la première collatérale, ensuite à ce qu'une autre partie des éléments étrangers se fixent dans les nids valvulaires, et en dernier lieu à ce qu'il se fait toujours, quoi qu'on fasse, une division inégale des produits injectés; d'où des masses relativement assez considérables pour n'être que difficilement entraînées par le sang.

Pour donner encore plus de poids à cette démonstration, j'ai essayé de produire des embolies par brûlure.

QUATRIÈME EXPÉRIENCE.

Deux lapins furent plongés dans l'eau bouillante, l'un jusqu'à mi-corps, l'autre jusqu'aux jambes de devant inclusivement, et y furent maintenus environ deux minutes. L'expérience a été faite en présence de MM. Denis et Billet, externes à l'hôpital civil.

Le second de ces lapins mourut une dizaine d'heures après l'opération. Nous constatons sur tout le corps des brûlures plus ou moins profondes: la peau est partout brûlée, les poils tombent sitôt qu'on les touche; au ventre, le tissu cellulaire et les muscles sont atteints; il en est de même à la partie interne des cuisses. Les muscles lésés sont d'un rouge vif, ceux du dos et des parties externes ont conservé leur coloration normale; ils paraissent intacts, mais la peau est prise dans toute son épaisseur, elle est ramollie et se laisse arracher avec les doigts ou avec des pinces. Les vaisseaux veineux se présentent, au niveau et au voisinage des brûlures, comme des cordons pleins plus ou moins consistants, ne se vidant que difficilement par la pression du doigt. L'examen microscopique des parties brûlées montre les lésions suivantes: dans les vaisseaux, des dépôts sanguins d'un rouge noir, composés de cellules sanguines ratatinées ressemblant à des globules de sang desséchés; la fibrine est coagulée sous forme de plaques irrégulières plus ou moins granuleuses; l'état fibrillaire habituel n'existe pas. Les fibres du tissu conjonctif n'ont pas subi de modification; les muscles ont perdu une partie de leurs stries transversales et longitudinales et sont devenus plus transparents.

L'autopsie complète du lapin, faite aussitôt après la mort, nous montre une énorme distension du ventre par les gaz renfermés dans le canal intestinal; nous en trouvons surtout dans le gros intestin. Nous cherchons en vain des lésions dans le tube digestif, c'est à peine si nous y trouvons quelques rougeurs et quelques arborisations vasculaires.

La rate, le foie et les reins présentent à leur surface quelques taches rouges très-superficielles.

L'ouverture du crâne ne nous apprend rien : les vaisseaux sont gorgés de sang; pas d'exsudat dans les ventricules cérébraux.

Du côté du thorax, nous constatons que le cœur droit est rempli de sang et que les poumons sont tachetés de noir. Le fond de la couleur de cet organe est d'un rose tendre, les taches ressortent donc parfaitement. A l'incision de ces taches purpurines, il s'écoule un peu de sang, mais on voit à la surface de section une marque rouge plus profonde, ce qui nous apprend que ces macules ne sont pas seulement superficielles, mais qu'elles s'étendent en profondeur. L'examen histologique y montre des dépôts de substances analogues à celles qu'on trouve à la périphérie, au niveau des points brûlés : des corpuscules sanguins ratatinés, des amas de fibrine granuleuse, ressemblant à des poussières opaques. Le sang du cœur droit contient une grande quantité des mêmes éléments.

Le deuxième lapin, échaudé jusqu'à mi-corps, vit deux jours; il présente de vastes brûlures sur le ventre et à la partie interne des cuisses. La peau s'enlève par lambeaux, les muscles brûlés sont d'un rouge vif, le tissu cellulaire paraît œdémateux et infiltré d'un liquide séro-sanguinolent. L'abdomen ouvert, on ne trouve d'apparent à l'œil nu qu'une forte congestion des organes ; des arborisations vasculaires sont très-visibles sur l'intestin grêle; le duodénum ne présente pas d'ulcérations. La muqueuse intestinale est très-rouge, ce qui explique la diarrhée que le lapin a eue le dernier jour de sa vie. La poitrine montre des poumons couverts de petites taches rouges, ecchymotiques sur un fond rose clair. Le cœur droit est gorgé de sang. Du côté de la tête nous ne trouvons pas de lésions appréciables. Pas d'épanchement dans les ventricules ni dans les méninges.

L'examen histologique nous démontre que dans les points fortement endommagés la désorganisation est bien plus avancée que chez le premier lapin. Le tissu musculaire ne se reconnaît presque plus, les fibres sont réduites de moitié et fortement granuleuses, on n'y voit plus de fibres transversales ni longitudinales; la substance intrafibrillaire paraît coagulée. Les vaisseaux qu'on trouve au niveau de ces fortes brûlures, sont remplis d'un liquide séro-sanguinolent, d'amas de fibrine granuleuse et de corpuscules de sang ratatinés. A mesure qu'on s'éloigne des brûlures, les vaisseaux reprennent l'aspect normal et charrient du sang de moins en moins altéré; cependant on trouve des grumeaux jusque dans la veine cave, le cœur droit et le poumon. Ces recherches nous permettent d'attribuer les taches hémorrhagiques du poumon à l'arrêt de la circulation capillaire, très-probablement dû à des grumeaux venus de la périphérie. Le poumon n'est pas altéré dans son parenchyme; les bronches sont remplies de mucosités.

§ 5.

Les lésions suite des brûlures que je viens de décrire ont déjà été vues, si j'en juge par le travail du docteur Wilks, cité dans les *Archives de médecine* de 1861. Dans de nombreuses autopsies qu'il a faites d'enfants morts à la suite de brûlures, M. Wilks n'a pas rencontré d'ulcérations dans le duodénum, mais il a vu souvent la mort être la conséquence d'accidents pulmonaires. Lorsque les malades meurent très-peu de temps après l'accident, ils succombent au choc subi par le système nerveux, et il en est encore de même, selon toute apparence, dans les cas où la mort est plus tardive, et dans lesquels l'autopsie ne révèle pas de lésion viscérale. Le retentissement violent des brûlures sur le système nerveux peut encore causer la mort d'une autre manière, c'est en aboutissant au tétanos.

La mort par l'appareil pulmonaire est, en somme, la plus fréquente. On peut se demander si c'est là le résultat d'une sympathie directe entre la surface tégumentaire et les poumons, ou si l'affection pulmonaire est due à un empoisonnement du sang analogue à celui qui paraît exister dans la résorption purulente. M. Wilks démontre, en effet, qu'il y a dans les organes et dans les vaisseaux surtout, des dépôts plutôt fibrineux que purulents. Il signale aussi dans les organes la fréquence des taches purpurines.

Nos observations nous font penser que la mort arrive souvent par les poumons. Nous penchons vers l'explication que M. le professeur Michel a donnée pour les cas de congélation. Nos recherches nous autorisent à dire que le sang s'altère en effet dans les organes atteints par la brûlure, que les veines charrient alors vers le cœur des amas de fibrine et de globules décomposés, que c'est dans les poumons que ces détritus se déposent, qu'ils y arrêtent la circulation capillaire, et qu'ils déterminent ainsi la mort par asphyxie. La lecture attentive des observations de Wilks nous enseigne encore que cet auteur a assisté à l'évolution des infarctus pulmonaires, puisqu'il a vu dans plusieurs cas des pneumonies lobulaires suppurées. La tache purpurine qu'il signale n'est pas autre chose que le premier effet de l'embolie capillaire, dont la suppuration est le dernier terme : je le démontrerai plus loin.

Je n'entends nullement dire que la mort arrive toujours et uniquement par embolies capillaires, ni contester d'une manière absolue les théories du choc ou des réflexes; je veux seulement attirer l'attention sur ce fait important, à savoir que dans les brûlures graves il se produit des détritus que l'on retrouve dans le sang veineux et dans le poumon, et qu'il faudra, à l'avenir, tenir compte de ces lésions. Les faits de Wilks, l'observation de M. le professeur Michel, et de plus mes expériences m'autorisent à affirmer que la plupart du temps les embolies capillaires jouent un grand rôle dans les différents processus morbides qu'on observe à la suite des brûlures et des congélations.

CHAPITRE II.

INFARCTUS PULMONAIRES.

OBSERVATION VI.

Entérite. — Phlébite. — Infarctus pulmonaire.

Clinique interne.

(*Observation recueillie par M. Mégrat, interne du service.*)

Le nommé P... H..., né à Strasbourg, âgé de soixante ans, exerçant la profession de peintre, entre à l'hôpital le 2 octobre 1866. Il se dit malade depuis huit jours et se plaint de diarrhée, de vomissements, d'inappétence, de soif et de coliques.

État actuel. Homme d'un tempérament bilieux, d'une constitution assez bonne. Le pouls est à 100, la température à 39°,5. Gencives légèrement bleuâtres, langue bonne, nausées, pas de vomissements depuis deux jours, inappétence, soif, ventre dur, un peu ballonné, selles diarrhéiques, brunes, crampes dans le ventre, difficultés dans l'émission des urines, cathétérisme douloureux. (Eau laxative de Vienne, bains.)

Cet état persiste avec des rémissions et des exacerbations jusqu'au 29 octobre, où le malade semble entrer franchement en convalescence ; dans l'après-midi du 3 novembre, le malade est subitement pris d'un violent frisson suivi de chaleur ; le pouls monte à 140, la température à 40° ; la peau est sèche ; du reste il ne se plaint pas de douleurs, de céphalalgie, de point de côté, ni de toux. Le ventre est souple, tout à fait indolore ; les jambes seules attirent l'attention : le malade y accuse un extrême sentiment de faiblesse. Les urines ne sont pas albumineuses.

Le 4, on constate une légère excoriation du pli scroto-fémoral gauche, un peu d'œdème de la jambe gauche, non douloureux à la pression, pas de cordon variqueux.

Le lendemain, le gonflement de la jambe est encore plus apparent, il s'arrête un peu au-dessus du genou à la partie externe du membre, tandis qu'en dedans, le long de la saphène interne, on trouve de l'empâtement. Quelques veinules bleuâtres apparaissent sous la peau ; la palpation, même légère, provoque le long de cette veine des douleurs très-vives, mais on ne trouve pas de cordon dur ; ce n'est qu'au niveau de l'embouchure de la saphène interne dans la veine crurale qu'on perçoit un petit noyau d'induration (phlébite). Le scrotum, quoique douloureux au toucher, n'est pas œdématié. Vers les sept heures du soir, nouveau petit frisson ; à part cela, la nuit est assez bonne (cautérisations ponctuées).

Le 9 au matin, le malade se trouve assez bien. Pas de fièvre. Pas de douleurs spontanées dans la jambe gauche ; l'œdème est toujours aussi marqué. Endolorissement persistant le long du bord interne du genou et de la cuisse, mais pas de cordon dur.

Le 10, la douleur déterminée à la palpation a presque entièrement disparu, mais il reste toujours l'œdème du pied gauche et de la moitié inférieure de la jambe.

Le 12, cinq selles dans la nuit, mais pas de coliques ; soif vive, langue sèche, mais non chargée, pas de fièvre.

Du 12 au 17, le malade, tout en ne souffrant pas, s'affaiblit beaucoup, le pouls est dépressible et fréquent.

Le 18, diminution de l'œdème de la jambe, plusieurs frissons dans la soirée, respiration anxieuse. Le malade se plaint d'étouffements. L'examen de la poitrine ne révèle rien, faiblesse extrême, mais pas de douleurs, la diarrhée existe toujours.

Cet état dure jusqu'au 24 novembre. La douleur disparaît à la partie inférieure et postérieure de la cuisse (cautérisations ponctuées, frictions avec huile camphrée, et enveloppement). Pas de changement jusqu'au 27 novembre.

Le 27, nouveau frisson, douleurs vives dans les jambes, respiration haletante, anxieuse. Le gonflement, qui à la jambe droite s'était jusqu'alors borné au pied et au tiers inférieur de la jambe, gagne toute la partie déclive du mollet jusqu'au genou.

Le 4 décembre, le malade dit bien aller, mais il est très-affaibli et ne prend presque pas de nourriture. L'état local est toujours le même, le malade refuse formellement la cautérisation ponctuée. Les selles sont toujours liquides. Délire la nuit.

Cet état continue jusqu'au 12 décembre au matin. De nouveaux frissons surviennent alors ; ils sont suivis d'une gêne considérable de la respiration, puis de quelques mouvements convulsifs, et enfin de la mort à onze heures du soir.

Autopsie, faite trente-deux heures après la mort. Œdème de l'extrémité inférieure droite, limité au pied et à la partie postérieure de la jambe jusqu'au creux poplité. Les grosses veines et notamment les veines crurales superficielles et profondes des deux côtés, la saphène externe du côté droit sont très-volumineuses et distendues. La saphène a acquis, au tiers supérieur de la jambe, le volume d'une carotide primitive. Toutes ces veines ont des parois très-épaisses, d'un rouge violacé, et adhèrent intimement aux tissus voisins, qui sont le siége d'une infiltration sanguine très-marquée. Les autres veines profondes et superficielles sont aussi fortement distendues, mais fluctuantes ; leurs parois sont moins altérées que celles des veines crurale et saphène.

Une incision longitudinale fait trouver de chaque côté un caillot volumineux remplissant tout le calibre de la veine, mais non adhérent aux parois. Celui de gauche commence dans la veine iliaque externe au niveau de l'origine de la veine hypogastrique. Cette extrémité est allongée, noirâtre, et ne remplit pas tout le calibre du vaisseau, dont les parois à ce niveau sont encore saines. La veine hypogastrique est gorgée de sang noir, liquide ; mais elle n'est pas malade. Le caillot s'étend dans les veines crurales superficielles et profonde, dans la veine poplitée et la partie supérieure de la veine saphène externe et de la saphène interne.

Le caillot de droite commence à peu près au même niveau que le précédent, la veine hypogastrique droite n'est pas malade. Comme à gauche, toutes les grosses veines sont remplies par le caillot, mais celui-ci s'étend beaucoup plus loin dans la saphène externe, il va jusqu'au milieu de la partie postérieure de la jambe ; le reste de la veine présente une distension et un épaississement considérables jusqu'à ses divisions sur le dos du pied.

Les caillots qui sont noirâtres à leur partie supérieure, formés simplement par du sang coagulé, présentent, dans le reste de leur étendue, une teinte rougeâtre ; leur consistance n'est pas partout la même, ils sont en certains points très-notablement ramollis. M. Morel trouve au microscope, dans la partie ramollie (prise au niveau de l'émergence de la crurale gauche), de la graisse libre, des grains de fibrine et des globules blancs en grande abondance ; dans une partie prise au-dessous, il distingue de la fibrine moins dégénérée, moins de graisse, quelques cristaux d'hématocristalline, sous forme d'aiguilles très-fines et de rhomboïdes, et très-peu de globules blancs.

La veine iliaque à sa bifurcation, ainsi que la veine cave inférieure, sont saines et ne contiennent pas de traces de caillot. La tunique interne des veines malades ne présente aucun signe d'inflammation ; la tunique externe seule est enflammée.

Le foie a son volume normal ; à la coupe il s'écoule beaucoup de sang, dû à une forte réplétion du système veineux sus-hépatique, tandis que celui de la veine porte est exsangue. L'examen microscopique fait constater une dégénérescence graisseuse portant surtout sur la périphérie des lobules, altération déjà appréciable à l'œil nu.

La rate, de dimensions ordinaires, présente à son extrémité supérieure une masse ramollie, tranchant par sa couleur grisâtre et sa consistance sur le tissu sain voisin, dans lequel elle est comme enchâssée. A première vue, cette masse ressemble assez bien à un abcès ; toutefois le microscope n'y fait pas découvrir de globules de pus ; les éléments constitutifs de l'organe y sont conservés, mais ils sont infiltrés d'une grande quantité de globules de graisse. Suivant M. Morel, ces prétendus abcès ne seraient qu'une mortification partielle de la rate, comme cela s'observe à la suite d'embolie splénique.

Les reins, un peu augmentés de volume, présentent à leur surface plusieurs kystes séreux développés aux dépens des canalicules rénaux; un, entre autres, situé à la partie inférieure du rein droit, avait le volume d'une petite noix.

Au microscope on reconnaît que ces organes sont beaucoup moins altérés que l'examen extérieur pourrait le faire supposer; le tissu conjonctif y est peut-être un peu hypertrophié, mais l'épithélium est sain, et les glomérules de Malpighi ne sont pas altérés.

Sur différents points du péritoine et notamment sur le feuillet qui tapisse la paroi abdominale, on trouve de petites taches noirâtres, les unes disséminées, les autres formant des marbrures. Elles sont dues à de la matière pigmentaire de date ancienne; on en voit encore quelques-unes, mais plus larges, sur le péritoine intestinal. Il est infiniment probable que ces taches sont la suite ou le reliquat de fortes hyperhémies. Nulle part de traces de fausses membranes péritonéales.

Le gros intestin, incisé longitudinalement, présente de distance en distance des plaques ulcérées en voie de cicatrisation. Les parties voisines restées saines sont le siége d'une infiltration ardoisée, tenant à d'anciennes hémorrhagies interstitielles. Dans le colon descendant se trouvent accumulées des matières fécales ayant la coloration et la consistance normales.

La veine cave inférieure, à sa sortie du foie jusqu'au cœur droit, est tout à fait normale et ne renferme pas de caillots.

Le ventricule droit contient une masse d'un gris rougeâtre remplissant presque toute cette cavité et ayant le même aspect que la substance formant le caillot des veines inférieures; elle est constituée par une espèce de bouillie, qui, à première vue, pourrait faire croire à un abcès ouvert dans cette cavité. Les parois du cœur droit ne présentent cependant aucune altération. Le microscope montre dans cette bouillie sanieuse des débris de fibrine, des granulations graisseuses en très-grande abondance, et des leucocythes.

L'ouverture de l'artère pulmonaire fait voir un caillot volumineux s'étendant à la fois dans les deux branches principales; ce caillot a des radicules très-fines, dont quelques-unes sont de composition analogue à celles du caillot trouvé dans le ventricule droit et les veines crurales. Le caillot principal est de date récente, essentiellement fibrineux; en cherchant avec soin, on y découvre aussi des éléments semblables à ceux du cœur droit.

Le cœur gauche ne présente pas d'altération, l'aorte est athéromateuse.

Les poumons ne contiennent pas de foyers purulents, mais on trouve dans l'épaisseur du parenchyme des indurations très-circonscrites, de couleur variant entre le rouge et le jaune rougeâtre clair ou foncé, à surface de section sèche, depuis le volume d'un pois jusqu'à celui d'une noisette. Pour les indurations de couleur jaune clair, il est à remarquer qu'on aurait pu les confondre avec des tubercules jaunes.

A l'examen microscopique on trouve, au niveau des taches rouges, des lobules pulmonaires à épithélium graisseux (voy. pl. I, fig. 6) et de l'infiltration sanguine; au niveau des taches plus claires, des épithéliums très-gras, des débris de globules rouges, de la graisse libre et granuleuse en très-grande abondance, et quelques cristaux d'hématocristalline. Pour l'un de ces infarctus, M. Morel a pu suivre quelques petits rameaux artériels qui y aboutissaient et qui se trouvent remplis de détritus (globules blancs, globules rouges ratatinés, fibrine granuleuse et graisse libre).

Cette observation mérite notre attention à tous égards; nous y trouvons bien des enseignements. En tout premier lieu, nous voyons jusqu'à l'évidence la cause des infarctus trouvés dans les poumons; de plus, nous y apercevons certaines transformations des indurations primitivement rouges, qui offrent le plus grand intérêt, d'autant plus que par les expériences que je vais citer dans un instant, nous éclairciront encore le processus pathologique que nous avons sous les yeux. J'ai placé à dessein cette observation en tête de ce chapitre, car elle a été pour moi le point de départ de l'étude des infarctus pulmonaires.

Je ne définirai pas ce mot qui, est aujourd'hui universellement employé. Il n'y a de variantes que pour le *modus faciendi*. Je dirai dans un instant ma manière de voir à ce sujet.

§ 1er.

TROISIÈME SÉRIE D'EXPÉRIENCES.

INFARCTUS PULMONAIRES.

Cette série d'expérimentations comprend les animaux des deux premières, qui n'ont pas succombé immédiatement après les opérations auxquelles ils avaient été soumis : 1° les animaux, lapins et cochons d'Inde, qui, ayant subi des injections par la jugulaire, ne périrent pas ou ne furent pas sacrifiés volontairement, immédiatement après l'opération ; 2° ceux qui reçurent des poussières ou des liquides organiques dans les veines périphériques, sans succomber dans les trois premiers jours, et 3° enfin ceux auxquels on fit des injections dans la jugulaire, de très-petites quantités de produits étrangers, et qui vécurent un temps plus ou moins long.

PREMIÈRE EXPÉRIENCE.

Un lapin auquel j'avais injecté dans la jugulaire 3 centimètres cubes de pus, vécut huit jours.

A l'autopsie, je trouvai des lésions de divers ordres, que je vais rapporter aussi succinctement que possible. Les poumons étaient farcis d'indurations variant en couleur, en grosseur et en consistance. Quant à la couleur, il y en avait depuis le rouge foncé jusqu'au jaune presque blanc ; pour la grosseur, j'en trouvai depuis le volume d'une tête d'épingle jusqu'à celui d'une lentille ou d'un grain d'orge ; la consistance variait entre la dureté du fromage de Brie et la mollesse de l'abcès. Pour tout ce qui concerne couleur, grosseur et consistance, je puis affirmer que j'ai trouvé tous les intermédiaires entre les limites indiquées. MM. les professeurs Michel et Schützenberger, auxquels j'ai soumis ces poumons, peuvent attester l'exactitude de cette proposition.

L'examen microscopique a présenté de bien grandes difficultés, et je ne les aurais probablement pas surmontées si je n'avais trouvé un moyen de produire des infarctus dans des tissus plus simples que le poumon ; mais, comme je le dirai plus tard, j'avais obtenu des infarctus dans les enveloppes de la moelle chez un chien, et je pus y voir la manière dont s'effectuait ce processus pathologique (voy. pl. III, fig. 1). Dans ces infarctus, je vis à l'œil nu ce qui suit : une tache rouge hémorrhagique entourée d'un cercle un peu plus clair. Au microscope, je trouvai des capillaires engorgés de globules purulents, des capillaires brisés, des corpuscules sanguins bien conformés blancs et rouges, et enfin de la fibrine telle qu'on la rencontre dans les caillots frais. Dans mon esprit, je pus facilement coordonner ces résultats : en effet, sous l'influence de mes injections de pus (car il s'agissait d'une injection de cette nature dans la carotide), les globules purulents s'étaient amassés dans certains capillaires de la pie-mère spinale (voy. pl. IV, fig. 10) ; quelques-uns de ces vaisseaux avaient résisté, d'autres s'étaient rompus, d'où des épanchements de sang et de pus, et une tache composée à la fois de pus et de sang plus ou moins pur.

En rapprochant ces connaissances, que je pourrais presque appeler préliminaires, de ce que j'observais dans le poumon de mon lapin, je pus me rendre compte de la manière dont s'étaient formées les taches rouge foncé ou infarctus au premier degré. Il y avait là engorgement de certains capillaires par du pus, puis rupture de certains vaisseaux, d'où hémorrhagies et distension de certaines vésicules pulmonaires; en effet, l'examen microscopique de ces taches rouges m'a appris qu'il y avait des globules de sang n'ayant subi aucune modification, des globules sanguins plus ou moins ratatinés, des globules de pus ou des globules blancs, de la fibrine à l'état plus ou moins fibrillaire, et enfin des éléments appartenant manifestement au tissu pulmonaire. Partant de cette donnée que l'infarctus est primitivement un foyer complexe, je pus étudier, dans les taches ou indurations successivement plus élevées, l'évolution pathologique propre à ces foyers.

La première métamorphose à signaler est la transformation graisseuse de l'épithélium pulmonaire des vésicules englobées dans la masse (voy. pl. I, fig. 6), le passage de la fibrine à l'état granuleux et le ratatinement des éléments rouges du sang. Vient ensuite la transformation graisseuse de tous ces éléments (voy. pl. VIII, fig. 2); d'où un liquide ressemblant plus ou moins à du lait à l'examen microscopique, ou simplement à du pus, si l'on se contente d'un examen à l'œil nu (voy. pl. VIII, fig. 6). On trouve toujours un certain nombre de leucocythes; je ne sais s'ils proviennent d'une formation de pus par inflammation des parties voisines, ou si ce sont les éléments blancs du sang ayant persisté, ou le pus injecté dans la veine.

DEUXIÈME EXPÉRIENCE.

Chez un lapin, auquel j'avais fait successivement trois injections de poussière de fibrine dans les veines périphériques, je trouvai les poumons farcis de noyaux de différentes couleurs (voy. pl. II, fig. 5). Les plus clairs paraissaient être des foyers purulents; les plus foncés, des indurations hémorrhagiques. Comme le lapin ne succomba que trois jours après la dernière injection, huit jours après la seconde, et quinze jours après la première, je me permis de supposer que les noyaux les plus mous appartenaient à la première opération; les plus rouges, à la dernière. L'examen microscopique me confirma dans cette hypothèse ; car, dans les foyers rouges, je découvris encore ma poussière de fibrine. Dans les différents noyaux étudiés au microscope, j'ai pu m'assurer de nouveau qu'au début de tout infarctus il y a rupture de vaisseaux et hémorrhagie, qu'il se passe ensuite un travail analogue à celui qu'on observe dans les foyers hémorrhagiques du cerveau. Les globules rouges se ratatinent, se réduisent peu à peu à une vraie poussière ; la fibrine subit des modifications analogues, ainsi que les éléments pulmonaires englobés dans le noyau primitif; d'où la formation d'un liquide à aspect purulent, mais composé uniquement d'un sérum plus ou moins liquide tenant en suspension des détritus, des éléments graisseux et surtout de la graisse libre et des granulations albumino-graisseuses. L'éther dissout en grande partie la graisse et ne laisse persister, sous le microscope, que quelques éléments pigmentaires, informes, irréguliers, paraissant être les restes des globules sanguins ; parfois on trouve même des cristaux d'hématocristalline.

TROISIÈME EXPÉRIENCE.

Sur un cochon d'Inde qui résista pendant dix jours à l'injection de produits cancéreux, je trouvai dans le poumon trois petits foyers mous, jaunâtres ; l'un de ces foyers était adhérent à la plèvre, qui s'était enflammée. Les foyers paraissaient franchement purulents ; l'examen microscopique montra de nouveau un liquide composé d'éléments graisseux de volume variable, comme le lait; les alentours du kyste étaient cependant enflammés et montraient des traces évidentes de pneumonie. Il me fut de toute impossibilité de retrouver les éléments cancéreux injectés.

QUATRIÈME EXPÉRIENCE.

Un lapin, ayant subi une injection de pus dans la jugulaire, vécut trois semaines ; il succomba accidentellement, écrasé par une planche; l'autopsie me montra dans les poumons six indurations très-dures, d'un jaune clair, ressemblant à de la substance caséeuse enkystée. A l'examen microscopique, je trouvai cette matière composée presque uniquement de globules déformés analogues à ceux qu'on trouve dans les abcès en train de se résorber. Je suis convaincu que cet animal aurait survécu sans l'accident dont il fut victime, et que les kystes se seraient finalement réduits à un tissu de cicatrice dur et solide, comme cela arrive quelquefois pour les petits foyers hémorrhagiques cérébraux.

§ 2.

L'observation placée en tête de ce chapitre et les expériences qui la suivent, nous font admettre que l'infarctus pulmonaire est un foyer parenchymateux quasi-hémorrhagique, qui se forme, d'une part, par l'arrêt de la circulation sous l'influence de petits bouchons, dits *embolies capillaires;* d'autre part, par la rupture d'artérioles ou de capillaires distendus à l'extrême par le sang arrêté en amont des corps étrangers introduits dans la circulation. Autrement dit, nous pensons que l'arrêt de la circulation dans certains territoires capillaires ne constitue jamais à lui seul l'infarctus, qu'il y a toujours en même temps déchirure de vaisseaux et infiltration de sang.

La raison principale que nous donnons pour appuyer notre manière de voir, est la présence constante, dans les infarctus de date récente, de globules sanguins frais et des poussières jetées dans la circulation : une rupture de vaisseaux a donc été nécessaire. Les auteurs n'admettent pas d'ordinaire ce *modus faciendi.* Ils ont une manière théorique de se rendre compte des choses, la plupart admettent que le premier effet de l'arrêt de la circulation par embolie est l'anémie du parenchyme, même au delà de l'oblitération; s'il n'y a eu qu'un seul vaisseau capillaire oblitéré, la conséquence sera nulle ou du moins imperceptible. Si plusieurs vaisseaux capillaires ou si l'artériole nourricière d'un réseau sont obturés, le sang au delà du point fermé éprouvera une stase plus ou moins complète, et le vaisseau s'affaissera. Cet état, disent-ils, ne sera pas de longue durée, en raison même de la circulation collatérale, qui tendra à suppléer le courant enrayé. L'anémie, du reste, ne sera pas complète; il restera en effet toujours plus ou moins de sang dans les parties vasculaires privées de l'impulsion du courant sanguin, et de petits courants partiels entretiendront un moment la circulation, quoique moins activement. La fibrine se déposera peu à peu dans les vaisseaux ainsi obturés, et, en fin de compte, un thrombus secondaire remplira en tout ou en partie les vaisseaux affectés. Un second phénomène vient bientôt s'ajouter au premier effet de l'arrêt de la circulation, c'est l'hyperémie des parties environnantes. D'où vient cette hyperémie? Rokitansky n'y voit que la suite nécessaire de la fluxion collatérale. Virchow l'explique par la circulation veineuse: le courant sanguin veineux correspondant aux vaisseaux capillaires oblitérés éprouve naturellement un arrêt; les courants collatéraux veineux, sous l'influence d'une pression normale plus forte, produisent alors dans la partie exsangue un courant rétrograde, d'où congestion de cette partie. Cependant les courants collatéraux peuvent-ils produire une congestion dépassant l'état normal? D'après Cohn, il faut admettre ici un autre élément, c'est le défaut de nutrition du parenchyme. Les capillaires non-seulement se dilateront, mais, privés de leur appui, le tissu de l'organe, ils se rompront. Cette hyperémie est donc le résultat d'un commencement d'altération de texture par manque de nutrition (voy. la thèse de M. Hermann).

D'après les idées que je viens de citer, nous aurions donc, comme premier phénomène, l'anémie de la partie, qui sera bientôt suivie de l'hyperémie, de l'hémorrhagie même, et c'est elle qui explique pourquoi l'infarctus commence par une augmentation de volume. Je ne conteste pas l'anémie dans les cas d'oblitération des capillaires, bien au contraire, mes deux premières séries d'expériences en font foi, mais je ne puis me résoudre à croire qu'il puisse y avoir engorgement, induration rouge, autrement dit infarctus, par seule hyperémie collatérale. C'est tout au plus si, de la sorte, les parties privées de sang pouvaient reprendre leur teinte ordinaire. D'un autre côté, pour qu'il y ait ramollissement des tissus, il faut un certain temps; or l'infarctus est rouge dès le principe, le rouge foncé est même la première couleur par laquelle il passe. Je suis convaincu que dans tout infarctus il y a hémorrhagie; s'il est difficile de le démontrer dans certains tissus, c'est parce qu'ils sont complexes dans leur structure. Dans les séreuses, les muqueuses et même la substance cérébrale, il sera toujours facile de voir que toutes les fois qu'il y a infarctus il y a épanchement de sang, par suite de rupture de vaisseaux. Dans le corps strié d'un chien tué par injection de pus dans la carotide, j'ai pu étudier le processus (voy. pl. III, fig. 3) : j'y ai trouvé, en effet, de nombreux foyers à peine gros comme le chas d'une aiguille; dans chacun d'eux se trouvaient des corpuscules sanguins, des globules de pus et des capillaires remplis par les éléments purulents injectés (voy. pl. IV, fig. 2). Si l'hémorrhagie manque, il n'y a pas infarctus, et les phénomènes d'anémie sont passagers, à moins qu'il n'y ait anémie générale, par conséquent, suppression totale de la fonction de l'organe; en ce cas il y a mort immédiate, comme je l'ai démontré et comme j'essaierai de le faire voir en traitant de l'anémie cérébrale par embolie.

L'arrêt simple de la circulation dans un organe, sur un petit territoire, n'a pas de conséquences graves, s'il n'y a pas d'hémorrhagie concomitante, parce que la circulation collatérale aura bientôt substitué son action réparatrice au défaut de quelques capillaires. On le comprend facilement si l'on songe à la multiplicité des réseaux capillaires du poumon. En ce cas, l'embolie pourra cependant altérer la fonction de l'organe, en ce sens que si elle n'est pas susceptible de se transformer en graisse pour être résorbée, elle jouera le rôle de corps étranger et deviendra le point de départ d'une irritation qui pourra amener toutes sortes d'accidents.

Dans les cas, au contraire, où il y a infarctus, les accidents qui se produiront seront le résultat immédiat du foyer; l'embolie elle-même ne sera qu'au second plan.

Pour nous résumer, nous dirons donc que nous ne croyons pas qu'une embolie capillaire puisse provoquer des accidents par le seul fait d'une coagulation du sang dans quelques capillaires ; que les accidents, si toutefois il y en a, sont toujours la conséquence d'un infarctus ou du corps étranger lui-même; que l'infarctus, pour nous, est à la fois le résultat de l'arrêt de la circulation capillaire et de la rupture de quelques petits vaisseaux, et que les lésions secondaires sont toujours dues aux infarctus.

Jusqu'ici nous ne nous sommes occupé que des infarctus tenant à des embolies venant du système veineux. Ce n'est pas que nous ne connaissions pas d'autres modes de formation; nous dirons par anticipation qu'on peut en faire par l'entremise du système aortique et de la veine porte : la nature, du reste, a déjà démontré le fait.

§ 3.

Nous avons à résoudre maintenant la question suivante : une fois l'infarctus formé, que devient-il, par quelles phases passe-t-il successivement? Nous savons déjà qu'en tout premier lieu, on a affaire à une induration, résultant d'un petit foyer hémorrhagique, de la coagulation du sang dans certains vaisseaux soustraits à l'action du cœur, de l'hyperémie d'autres vaisseaux avoisinants, mais non oblitérés, et enfin d'une certaine quantité de sérum provenant de l'exsudation qu'entraîne l'augmentation de pression dans les rameaux capillaires hyperémiés. A partir de ce moment, divers cas peuvent se présenter, sans que nous sachions quelles sont les lois qui président à ces différentes évolutions :

1° La circulation collatérale se rétablissant, le liquide séreux épanché peut être résorbé ; de la sorte, le foyer devient plus sec, plus dur et même plus foncé ; les globules rouges du sang s'altèrent ensuite, se ratatinent, perdent leur substance colorante, qui se dépose sous forme de grains ou de cristaux, souvent elle disparaît. Les infarctus deviennent ainsi plus clairs ; leur couleur se rapproche du jaune ; en même temps la fibrine perd ses caractères, elle se réduit en une infinité de petites granulations, elle se molécularise, si je puis employer cette expression. Les globules et la fibrine renfermés dans les vaisseaux oblitérés subissent les mêmes transformations, qui contribuent aussi à ces changements de couleur. Les vésicules pulmonaires englobées subissent à leur tour des changements, les épithéliums deviennent graisseux (voy. pl. I, fig. 6). L'irritation que produit nécessairement la présence d'un semblable foyer dans un tissu sain, occasionne presque toujours une exsudation séro-albumineuse, qui tient en suspension les divers produits de transformation sus-indiqués ; d'où la formation d'un liquide blanchâtre plus ou moins fluide, ressemblant à du pus, et n'étant en fin de compte qu'une espèce d'émulsion susceptible de résorption (voy. pl. VIII, fig. 6). Si cette résorption se fait, il ne restera du foyer qu'une cicatrice marquée à l'œil par une petite dépression, au microscope par un petit noyau de tissu conjonctif néoplasique. Avant la résorption, le foyer ressemblera à un abcès, et, sans le microscope, il serade toute impossibilité d'établir une différence.

2° Les mêmes transformations auront lieu pour les globules, la fibrine et les vésicules englobées ; seulement l'irritation provoquée par le foyer retentira davantage sur le tissu qui le renferme ; il s'enflammera outre mesure, suppurera et mêlera au liquide du foyer sa propre sécrétion, c'est-à-dire du pus plus ou moins concret, d'où un foyer renfermant des globules de pus francs et des produits régressifs : ce sera donc un liquide ressemblant en tous points au pus d'un abcès froid. A l'œil nu nous trouverons autour du foyer un cercle inflammatoire manifeste. Si l'inflammation s'arrête, nous retombons dans le cas précédent, sauf une augmentation de volume du foyer. Dans le cas contraire, le foyer primitif disparaîtra bientôt dans les décombres de l'incendie qu'il aura allumé. En place d'un infarctus ramolli ou suppuré, comme on dit, nous trouverons une pneumonie suppurée plus ou moins étendue, des cavernules ou des cavernes remplies de pus (voy. pl. I, fig. 4 et 5). J'ai trouvé, et je rapporterai plus bas un cas de ce genre où certains infarctus avaient déterminé des abcès qui avaient détruit chez un lapin tout un lobe du poumon gauche et déterminé un hydropneumothorax. A côté de ces destructions je trouvai des infarctus à allure bien moins grave, qui étaient seulement arrivés à la liquéfaction graisseuse ou à la suppuration, si on veut se servir de cette expression en y attachant le sens convenu. Chez le lapin dont il s'agit, j'avais injecté dans la carotide un liquide tenant en suspension des éléments cancéreux, provenant d'une tumeur du sein enlevée à la clinique par M. le professeur Bœckel.

3° Les foyers, formés comme je l'ai dit plus haut, deviennent le point de départ de gangrènes. Le tissu pulmonaire tombe en détritus par mortification des territoires dont les vaisseaux sont obturés (voy. pl. VIII, fig. 2). Ces cas ne doivent guère se présenter que lorsque l'embolie est aortique et obstrue le système artériel bronchique ; les cavernules sont remplies d'une sanie putride très-fétide. Je ne pense pas que l'inflammation des parties avoisinant les infarctus puisse à elle seule déterminer de semblables nécroses.

D'après ce que nous venons de dire, on voit que les infarctus sont tantôt bénins, quand ils se résorbent avec ou sans suppuration des portions de poumons avoisinantes, tantôt malins, quand ils déterminent des suppurations étendues ou des gangrènes ; aussi les trouve-t-on classés, dans tous les ouvrages modernes, en infarctus simples et en infarctus spécifiques. Partant de la marche des infarctus vers telle ou telle terminaison, les auteurs ont rattaché leur bénignité ou leur malignité à la cause qui les détermine et ils n'ont pas hésité à diviser les embolies en embolies bénignes ou simples, et en embolies spécifiques ou malignes. Quant à nous, nous ne saurions admettre d'une façon absolue une semblable division, car nous avons injecté tant de poussières et de produits organiques d'espèces et de nature différentes sans jamais obtenir autre chose que des infarctus se ramollissant ou suppurant, qu'il nous est de toute impossibilité d'admettre autre chose que l'effet mécanique de l'embolie. Nous ne voulons pas nier la spécificité, car nous savons, par nos propres travaux, consignés dans le mémoire sur les infections (Coze et Feltz), que bien des substances infectent l'économie; mais nous savons aussi que, pour que cette infection ait lieu, il faut un liquide septique. Nous ne croyons pas, de par nos expériences, que les éléments solides puissent porter l'infection par eux-mêmes, mais que celle-ci se produit toujours par les liquides.

Les injections de liquides septiques tenant en suspension des éléments solides produiront volontiers les deux effets, c'est-à-dire des résultats emboliques et des résultats infectieux. Je crois fermement être dans la vérité, car je n'ai jamais pu produire d'infection à proprement parler avec des liquides purs chargés de poussières inorganiques ou de produits organiques frais, j'ai cependant injecté du tubercule, du cancer, dans la veine jugulaire, sans jamais obtenir de cancer ni de tubercule.

Je n'entends toutefois pas nier que dans l'individu même une matière tuberculeuse ou cancéreuse ne puisse être transportée par les voies lymphatiques et circulatoires, et être par conséquent une cause de généralisation du cancer ou du tubercule; car, outre les rares observations bien faites que possède la science sur cette question, nous avons à relater deux observations très-exactement prises, où une tumeur cancéreuse, après avoir détruit les parois des veines, put gagner par cette voie les poumons.

Ces deux observations sont celles de MM. Coze et Weber; nous les avons relatées plus haut, nous n'y reviendrons donc pas; mais nous sommes convaincu qu'un produit solide mort, cancer ou tubercule, mis en suspension dans de l'eau distillée, ne peut pas se reproduire; qu'il puisse agir d'une manière mécanique, nous le démontrons et nous l'admettons, mais nous ne pouvons croire, jusqu'à preuve du contraire, qu'un semblable produit puisse donner lieu à d'autres lésions que celles dues à une poussière inerte. Nous nions formellement que la nature du corps charrié par le courant sanguin, puisse avoir de l'influence sur le produit embolique; mais nous reconnaissons que les suites de l'obstruction vasculaire peuvent varier avec les conditions particulières dans lesquelles se trouve l'organisme; nous admettons des diathèses, c'est-à-dire des dispositions spéciales de tissus, en vertu desquelles tel ou tel élément de l'économie, suit telle évolution morbide plutôt que telle autre. Nous savons qu'en dehors de toute embolie, toutes les lésions peuvent revêtir dans certains cas un caractère spécialement fâcheux; dans la puerpéralité, par exemple, il y a tendance à la suppuration. Quoi d'étonnant alors que dans des cas de ce genre, les infarctus prennent un caractère de malignité? Encore une fois, nous nions seulement les propriétés spéciales que le corps obturant a ou aurait pu puiser à sa source, et que la lésion de l'embolie puisse être un reflet de l'affection primitive.

§ 4.

La marche anatomo-pathologique des infarctus pulmonaires étant connue, nous avons à distinguer ces productions morbides des autres lésions pulmonaires que l'on pourrait confondre avec elles.

Pour en bien faire ressortir les ressemblances et les différences, nous devons en quelques mots rappeler la manière dont nous comprenons la structure du poumon.

Le poumon se compose d'un parenchyme aréolaire, de conduits excréteurs, qui sont les bronches, d'une charpente et d'une enveloppe. L'enveloppe ou plèvre viscérale se continue plus ou moins directement avec le tissu conjonctif intra-parenchymateux, qui constitue la charpente de l'organe et qui sépare les lobes, les lobules primitifs et secondaires les uns des autres; les vésicules pulmonaires ne sont que des dépressions sous-divisant les lobules primitifs; elles communiquent avec la cavité commune du lobule, tout en étant séparées par des trabécules. Les parois vésiculaires et les trabécules sont uniquement composées par un tissu de fibres élastiques très-ténues, au milieu desquelles rampent les capillaires sanguins. Les parois vésiculaires ne renferment donc pas de cellules plasmatiques; on ne rencontre ces dernières que dans le tissu cellulaire interlobulaire, autrement dit dans le tissu connectif. Intérieurement les vésicules sont tapissées par une couche d'épithélium pavimenteux. Ces mêmes épithéliums recouvrent également les trabécules. Les cellules épithéliales mesurent 1/80 à 1/100 de millimètre. Les bronches se composent, dans le voisinage des vésicules, d'une muqueuse extrêmement fine et délicate, doublée à l'extérieur par quelques fibres musculaires et garnie intérieurement d'un épithélium vibratile. On voit, d'après cette description, qu'il y a dans le poumon quatre éléments essentiels: l'épithélium des bronches et des vésicules, les fibres élastiques qui entrent dans la composition des vésicules et des trabécules, les vaisseaux qui rampent à la surface des vésicules, et le tissu connectif qui forme la gangue péribronchique, interlobulaire, sous-pleurale et pleurale. Sauf certains cas très-rares d'emphysème, où le tissu élastique s'atrophie ou se rompt, il n'est peut-être pas d'affection primitive du tissu élastique. Les altérations de cet élément sont à peu près toujours secondaires, c'est-à-dire consécutives à des altérations des épithéliums ou du tissu conjonctif.

D'après ce que nous venons de dire, on voit que nous admettons encore l'épithélium pulmonaire, que M. Villemin, du Val-de-Grâce, rejette depuis l'année dernière en se basant sur des préparations microscopiques, sèches ou fraîches, faites d'après un procédé particulier qui lui appartient.

Pour nous, nous n'admettons pas plus que lui qu'il puisse y avoir un épithélium sur des préparations sèches quand déjà quelques heures après la mort on n'en trouve plus sur le cadavre ; mais que l'on prenne le poumon frais d'un suicidé, comme nous l'avons fait, que l'on fasse immédiatement des préparations sans autre liquide que l'eau distillée, et l'on verra des épithéliums pulmonaires tout aussi bien que chez le fœtus, où personne ne les nie (voy. pl. I, fig. 3 et pl. IV, fig. 9).

Les figures que nous donnons dans nos planches ont été dessinées par M. Gross, premier interne de la Faculté de médecine de Strasbourg, qui certes n'a dessiné que ce qu'il a vu.

Ces mêmes épithéliums, je les préparais sous les yeux de M. le professeur Morel; M. Michel a du reste contrôlé les préparations avant qu'elles fussent confiées au dessinateur. Je suis d'ailleurs édifié depuis longtemps sur l'existence de l'épithélium pulmonaire, par les pièces de M. Morel, et par les magnifiques préparations qui servent de base à la thèse de M. le docteur Schmidt, qui a démontré l'existence de l'épithélium pulmonaire dans toute la série animale. On ne sera donc pas étonné de me voir admettre dans le poumon des lésions des tissus conjonctif et épithélial, et essayer de séparer, autant que possible, les infarctus des autres nodosités qui peuvent se présenter dans le poumon avec les mêmes caractères extérieurs.

A la première période, période de crudité, on ne peut guère confondre l'infarctus avec une autre production morbide. La couleur rouge, la forme en coin, la granulation de la surface de section sont des signes macroscopiques très-réels et très-faciles à saisir. L'examen microscopique, de son côté, montre jusqu'à l'évidence le coagulum sanguin qui forme la base de la production embolique.

Il n'en est plus de même quand l'infarctus passe à ses périodes ultérieures, qu'il devient gris, jaune, blanc, fluctuant ou simplement mollasse; il sera alors très-difficile de le distinguer d'autres nodosités qu'on rencontre si souvent dans le poumon, avec les mêmes signes extérieurs ou macroscopiques.

Chez un lapin, auquel j'avais injecté du pus dans la jugulaire, je trouvai, trois jours après, dans le poumon, une multitude de petites tumeurs blanches, les unes molles, les autres plus ou moins consistantes (voy. pl. II, fig. 1). Je ne pouvais me figurer qu'en un temps si court, le pus injecté eût produit des infarctus si avancés. Je pensai un instant que je retrouverais mon pus en nature dans les petites tumeurs que j'avais sous les yeux. L'examen microscopique me détrompa très-vite, et me fit découvrir que ces nodosités étaient de petits kystes, renfermant un helminthe nématoïde, ressemblant pour la forme à la trichine, mais plus grand et moins enroulé que ce dernier parasite. Sans le microscope je me serais certainement trompé, d'autant plus qu'autour d'un grand nombre de ces petites tumeurs j'avais remarqué un cercle rouge, inflammatoire. J'aurais pu tout aussi bien prendre ces petites tumeurs pour des tubercules ou des abcès francs, ou encore pour des nodosités caséeuses pneumoniques; c'est assez dire qu'on peut confondre les infarctus avec toutes ces lésions, si on n'a pas recours à l'examen microscopique.

Pour procéder méthodiquement, j'examinerai d'abord les productions conjonctives, et ensuite les productions épithéliales que l'on peut confondre avec les infarctus.

Le tubercule jaune ou gris ressemble, à s'y méprendre, à des infarctus décolorés gris ou jaunes, non-seulement pour la couleur, mais encore pour la consistance et la résistance à la section par le scalpel. L'histologie nous apprend que d'un côté nous trouvons des détritus de globules sanguins, des granulations fibrineuses ou albuminoïdes, de la graisse libre (voy. pl. VIII, fig. 6); nous voyons, de l'autre, que le premier degré de la tuberculisation est l'hypertrophie des cellules plasmatiques de certains territoires du poumon ; ces cellules deviennent au moins deux ou trois fois plus grosses qu'à l'état normal ; en même temps que l'hypertrophie, survient la division nucléolaire, les cellules se gorgent de noyaux et quelques-unes se divisent et se multiplient (voy. pl. VIII, fig. 1). Par suite de ce travail de prolifération, nous arrivons à avoir dans le tissu conjonctif des nodules très-apparents à l'œil nu, de couleur grisâtre, connus en anatomie pathologique macroscopique sous le nom de *tubercules gris*.

L'évolution morbide continue-t-elle sa marche, on constate que l'hypertrophie et l'hyperplasie des cellules plasmatiques cessent, un travail regressif s'établit, les cellules s'infiltrent de graisse du centre du nodule à la périphérie. Les tubercules, à cette période, changent de couleur et deviennent jaunes. Les tubercules crus peuvent subir ultérieurement diverses modifications : Quelquefois ils se ramollisent par suite de l'infiltration graisseuse qui continue, disparaissent en tant que corpuscules solides, et font place à une matière puriforme plus ou moins fluide, logée dans des excavations. Alors la différence entre l'infarctus et le tubercule devient encore plus difficile ; elle serait même impossible si dans les cas de tuberculisation on ne trouvait pas toujours des points moins malades, où le processus que nous venons d'indiquer se laisse encore voir. Souvent les liquides qui baignent les tubercules déjà graisseux se résorbent, d'où une momification, une masse solide qui ressemble à du pus concret ; certes, bien des infarctus arrivent à la même composition histologique, et le diagnostic serait impossible, si l'on n'avait pas la ressource de trouver toujours des noyaux moins développés, par conséquent plus propres à donner une idée exacte du processus pathologique antérieur.

D'après ce qui précède, il est facile de voir que, sauf à la période initiale, on doit souvent confondre les tubercules pulmonaires et les infarctus ; le microscope seul peut établir des différences, et encore souvent ne trouve-t-on la vérité qu'en comparant entre eux les divers modes d'évolution des granulations ou des nodosités auxquelles nous faisons allusion.

Les difficultés augmentent encore quand il faut séparer les infarctus avancés, ramollis, des abcès très-petits, disséminés dans les poumons en telle quantité qu'ils ressemblent, comme le dit fort bien Trousseau, à des myriades de tubercules. Ici aussi, il faut étudier le processus dans son entier pour trouver des différences. Je n'ai vu jusqu'à présent qu'un seul exemple de cette curieuse lésion : c'était chez un enfant qui a succombé avec des symptômes de phthisie galopante. Il était âgé de cinq ans, et ses poumons étaient littéralement farcis d'abcès dont les plus petits n'avaient pas le volume d'une tête d'épingle, et dont les plus gros ne dépassaient pas celui d'un haricot. Cet enfant a succombé dans le service de M. le professeur Tourdes au mois de juillet 1864; l'autopsie fut faite par M. Morel. A première vue, on pouvait prendre ces nodosités pour des abcès, des tubercules, des infarctus etc. Le microscope seul démontra qu'il n'y avait que des abcès disséminés dans le tissu extra-parenchymateux. Les différents degrés de la lésion étaient les suivants : dans le voisinage de l'abcès, les cellules plasmatiques étaient considérablement hypertrophiées, leurs rayons canaliculés étaient effacés ; à mesure qu'on se rapprochait de l'abcès, on trouvait des cellules de plus en plus gorgées de noyaux ; ces derniers prenaient un peu plus loin la forme de globules de pus, et enfin, dans le centre de la granulation on ne rencontrait plus que des globules de pus isolés. Certes, sans le microscope, la différence entre ces abcès et les infarctus ramollis n'eût pu être faite.

Un autre nodule peut être encore confondu avec l'infarctus décoloré et dur, je veux parler des boutons cirrotiques caractérisés au début, comme nous le savons, par des nodosités blanchâtres Le microscope nous montre ici une évolution distincte de celle des infarctus; en effet, dans la cirrose pulmonaire on distingue parfaitement trois périodes : dans la première, il y a hypertrophie et multiplication des cellules plasmatiques ; les cellules de nouvelle formation procèdent de la division des noyaux des anciennes ; dans la seconde période, les cellules néoplasiques deviennent fusiformes, s'accolent par leurs bouts et constituent par leur accumulation de petits noyaux blanchâtres, très-apparents, tuberculiformes ; dans la troisième période enfin, les fuseaux deviennent fibres, il y a formation complète de tissu fibreux parfaitement reconnaissable à l'œil nu, il n'est autre que du tissu de cicatrice ordinaire.

Dans le domaine des productions épithéliales pathologiques du poumon, il en est que l'on peut confondre avec les infarctus; nous les signalerons rapidement.

Dans certaines formes de phthisie épithéliale, il se produit dans le poumon des indurations blanchâtres ou jaunâtres, plus ou moins consistantes au début, qui se ramollissent par la suite et qui ont toute l'apparence des infarctus au second ou au troisième degré, ou des tubercules jaunes; mais en examinant avec soin ces granulations disséminées dans l'organe, on ne tardera pas à s'apercevoir que le noyau ne siége pas dans le tissu conjonctif, on verra qu'une ou plusieurs vésicules pulmonaires juxtaposées se trouvent dans un état tout autre que les vésicules circonvoisines tout à fait saines. Dans les vésicules malades et altérées à un degré peu avancé, nous observons en effet, au début du processus pathologique, une véritable pneumonie, c'est-à-dire que nous avons sous les yeux une prolifération épithéliale marquée par une hyperplasie des cellules pavimenteuses des vésicules (voy. pl. I, fig. 4). De la sorte, la vésicule cesse d'être perméable à l'air, elle n'a plus de cavité centrale : au lieu d'un lobule dépressible, on a un nodule induré. Jusqu'ici l'altération est identique à celle de la pneumonie catarrhale, mais dans la seconde période les choses changent de face. En effet, au lieu de se liquéfier, de se fondre, pour être rejetés ou résorbés, les éléments inflammatoires persistent et s'infiltrent de graisse, absolument comme les noyaux qui gorgent les cellules plasmatiques dans la tuberculisation vraie; les lobules deviennent ainsi plus durs et plus imperméables encore (voy. pl. 1, fig. 5). A la troisième période enfin, la fonte graisseuse, comme dans l'infarctus, dissocie les éléments indurés, ainsi que les cloisons des alvéoles atrophiées par suite de compression; les cavernules et les abcès se trouvent ainsi constitués. Certes, sans le microscope et sans la connaissance exacte de ce processus pathologique, on ne saurait différencier les infarctus indurés jaunes ou ramollis et abcédés, d'une induration de phthisie épithéliale ou de pneumonie tuberculiforme.

Il en est encore de même pour ce qu'on pourrait appeler *phthisie épithéliale purulente*, où nous voyons, chez les enfants surtout et quelquefois chez les adultes, survenir une lésion pulmonaire caractérisée par une infinité de petits abcès. M. Trousseau a réuni les faits dont nous entendons parler ici en une magnifique leçon intitulée : *Des abcès pulmonaires ou vomiques péripneumoniques*. L'examen microscopique seul put mettre sur la voie de la vérité et démontrer qu'il n'y a ni tuberculisation ni infarctus, mais une simple inflammation chronique du parenchyme pulmonaire avec suppuration de quelques lobules isolés ou juxtaposés; d'où des foyers plus ou moins gros remplis d'un pus parfaitement constitué. Une vésicule pulmonaire, un lobule ou un lobe s'enflamme, aussitôt les épithéliums des vésicules prolifèrent, s'hypertrophient, puis se divisent et se multiplient au point de combler la cavité vésiculaire ou lobulaire. A ce moment, le processus s'arrête ou rétrograde sur certains points, tandis que sur d'autres il continue et aboutit au mamelonnement des noyaux, à l'hydropisie et à la rupture des cellules, et partant, à la formation d'un vrai pus au milieu de parties saines ou indurées. Cette évolution morbide diffère de la pneumonie purulente en ce que, dans cette dernière, la suppuration est uniformément étendue, qu'il n'y a pas de formation d'abcès, mais faible infiltration purulente. Certains infarctus, qui sollicitent une vive inflammation autour d'eux, déterminent souvent de semblables lésions. Chez un chien auquel j'avais injecté de la poussière de fibrine par la jugulaire, j'avais provoqué une telle quantité d'abcès avec pneumonie circonvoisine, que je n'ai jamais su et ne sais encore si ce sont mes poussières qui ont déterminé des infarctus et des pneumonies, ou s'il y a eu chez cet animal une maladie pulmonaire spontanée. Ce chien a vécu deux mois et n'est devenu sérieusement malade que quinze jours après l'injection. Ce qui me fait penser qu'il y a eu infarctus, c'est que sur plusieurs points du poumon j'ai trouvé des nodules assez solides composés presque exclusivement de poussières graisseuses, de grains albuminoïdes, autour desquels il n'y avait pas de pneumonie.

Je n'ai pas parlé de ce chien dans mes expériences, parce que je ne suis pas sûr des résultats de l'autopsie. Cet exemple me justifie d'être entré dans quelques détails sur les lésions qu'on peut confondre avec les infarctus. J'ai été si souvent embarrassé que je voudrais prémunir contre les erreurs qui sont si faciles. Je me rappelle plusieurs autopsies où la question des infarctus a été soulevée et n'a pu être résolue. Je crois que le plus souvent on arrivera à la découverte de la vérité, si l'on ne se contente pas d'examiner le produit brut de la lésion, et si l'on se donne la peine d'étudier le processus pathologique, ce qui est généralement assez facile, parce qu'il est rare qu'une lésion soit sur tous les points avancée au même degré. Le plus souvent, le point de départ de l'évolution pourra être étudié; alors tout doute disparaîtra, et l'on pourra apprécier avec certitude les diverses lésions que l'on a sous les yeux.

§ 5.

Les embolies capillaires déterminent-elles toujours des infarctus? N'y a-t-il pas possibilité de résorption de l'embolie elle-même? Telle est la question qui nous reste à résoudre pour terminer ce qui a trait aux obturations capillaires du poumon.

Nous savons déjà que les infarctus peuvent disparaître sans

laisser autre trace qu'une matière fibreuse ou cicatricielle. D'un autre côté, nous sommes sûr que certains liquides tenant en suspension des éléments solides, peuvent disparaître dans l'économie sans laisser de signes de leur passage et sans troubler beaucoup l'organisme. M. Donné a démontré expérimentalement que le lait disparaît dans les veines en 24 ou 48 heures. M. Küss a depuis longtemps fait l'observation que les globules de pus injectés dans la veine jugulaire d'un chien pouvaient disparaître sans laisser de traces. Nous avons encore aujourd'hui un chien auquel nous injectâmes une certaine quantité de pus, et qui guérit de tous les accidents qu'il a présentés pendant quelque temps; nous avons vu aussi un lapin résister, presque sans malaise appréciable, à une émulsion d'huile d'olive injectée dans la jugulaire. Nous savons, du reste, que la circulation générale n'est guère entravée par le passage de la graisse libre en gouttelettes; aussi croyons-nous pouvoir conclure que toutes les fois que les embolies sont susceptibles de devenir graisseuses, la guérison peut avoir lieu par la résorption des produits de décomposition. L'expérience sur le chien et le lapin que je viens de citer sert de garantie à mon affirmation. M. le professeur Michel arrive à une conclusion analogue quand il résume les données qu'il a pu tirer de son observation de congélation : «Notre observation relative «à la congélation, dit-il, est un exemple de la possibilité de la «guérison; notre malade n'a pas succombé sous l'influence des «embolies, mais par l'apparition du tétanos. Il est évident que les «caillots capillaires peuvent subir la dégénérescence constatée «dans les caillots plus gros, et qu'on peut observer leur désorga-«nisation moléculaire et consécutivement la réouverture des ca-«pillaires bouchés.»

D'un autre côté, n'est-il pas possible que les coagulums sanguins capillaires, fixés d'une manière définitive, puissent s'organiser et fermer pour toujours les voies qu'ils n'oblitéraient que momentanément? Si nous admettons l'identité d'un petit caillot avec un gros, la réponse sera affirmative. Nous possédons en effet deux exemples manifestes d'organisation de caillots en tissu conjonctif. Nous exposerons plus loin les données qui se rapportent à ces deux cas observés à la clinique de M. le professeur Schützenberger. L'un des sujets était une femme atteinte de *phlegmasia alba dolens*, l'autre un homme affecté de thrombose de la veine jugulaire externe Dans les deux cas, nous avons pu constater la parfaite constitution des parois des veines (voy. pl. IV, fig. 3, et pl. VII, fig. 5). Les caillots qui les oblitéraient présentaient sur certains points des ramollisssements (voy. pl. IV, fig. 6), sur d'autres des indurations très-appréciables au doigt; ils avaient, à ce niveau, une teinte claire à reflet grisâtre. A l'examen microscopique, il fut facile d'y constater un grand nombre d'éléments blancs et de fuseaux très-distincts et d'autant plus nombreux que l'on se rapprochait davantage du centre du caillot (voy. pl. IV, fig. 4 et 5). Il nous a été impossible de trouver le mode de formation des éléments fusiformes; nous savons bien qu'ils procèdent des noyaux ovoïdes que nous avons trouvés à côté d'eux dans les caillots, mais nous ignorons complétement si ces derniers procèdent des éléments blancs. Cette dernière manière de voir est celle de Virchow. L'école française croit à l'organisation de la fibrine, mais ni pour l'une ni pour l'autre doctrine il n'y a encore de base certaine, indiscutablè.

CHAPITRE III.

GENÈSE DES EMBOLIES CAPILLAIRES DE L'ARTÈRE PULMONAIRE.

J'emprunterai une partie de ce chapitre au discours de rentrée de M. le professeur Michel (1867).

Les substances capables de fournir les embolies capillaires du poumon ont deux sources distinctes : les unes naissent dans une partie du système circulatoire, les autres sont étrangères à ce système et s'y introduisent.

Voyons d'abord cette dernière provenance.

Parmi les corps étrangers introduits spontanément dans le sang de l'homme pendant la vie, constatés par la clinique et vérifiés par l'expérience, nous trouvons l'air, la graisse liquide ou en globules, des débris albumino-fibrineux et des produits de néoplasmes.

Je n'hésite pas à placer l'air d'abord. Son introduction a lieu par l'ouverture de certaines veines, surtout pendant les opérations. Cet accident peut amener une mort immédiate, ou des troubles fonctionnels pendant une durée variée. On a cherché à expliquer ces résultats par la paralysie du cœur, par l'action de l'air sur le cerveau ; ces hypothèses sont indubitablement fausses. Tous ces accidents dépendent d'embolies aériennes obstruant les plus petites divisions de l'artère pulmonaire. Il est absolument impossible de donner sur l'homme une démonstration visible de ce fait ; il faudrait pouvoir observer pendant la vie la circulation du poumon. Les expériences sur les animaux que nous avons citées mettent cette assertion hors de doute. Que disent, du reste, les autopsies relatées dans les observations publiées par Dupuytren, Roux ?

Dans toutes, on signale la présence de l'air dans les cavités droites du cœur, dans les artères et les veines du corps. N'est-il pas évident que la présence de cet air dans tout le système circulatoire accuse son passage de l'arbre de l'artère pulmonaire dans celui de l'aorte? Il a donc dû se former dans les capillaires du premier des masses de petites colonnettes qui, fermant le passage du sang, ont amené la mort subite par syncope. Dans deux mémoires successifs, 1862 et 1865, Wagner a fait connaître les résultats de dix autopsies dans lesquelles il a trouvé un grand nombre de capillaires du poumon remplis par de la graisse liquide. Cette lésion était tellement évidente dans quelques points, que l'on pouvait y étudier la distribution de ces petits vaisseaux comme sur une pièce injectée. Leucker a depuis publié un fait analogue.

Wagner aurait trouvé ces sortes d'embolies à la suite de vieux abcès, dans des cas de traumatisme portant sur les os.

On explique alors facilement le passage de la graisse liquide dans l'intérieur des veines déchirées, et de là un transport dans les cavités droites du cœur et les divisions de l'artère pulmonaire. Le tissu médullaire des os est très-riche en graisse, et la dégénérescence graisseuse des vieux abcès est très-commune.

Dans quelques cas d'infection purulente, à côté de l'embolie graisseuse, Wagner aurait trouvé une réplétion d'un certain nombre de districts capillaires par une substance albumineuse homogène, d'aspect mat, parsemée çà et là de molécules graisseuses, réfractaire à l'action de l'acide nitrique et de la potasse caustique. Cette substance, de même que la graisse, remplissait entièrement les capillaires et les distendait considérablement. Cette matière ressemblait à tous égards à celle que l'on rencontre dans ces foyers d'embolies capillaires provenant d'une endocardite ulcéreuse aiguë. Wagner ajoute qu'il a trouvé la même substance à la face interne de l'utérus et dans les veines de cet organe dans des cas d'endométrite et de mésophlébite.

Quant aux néoplasmes qui perforent les veines et deviennent ainsi la source d'embolies capillaires venues du dehors, nous en avons des preuves certaines. Virchow et Cohn n'avaient fait que supposer la possibilité des faits qui résultent clairement des observations de Wagner et de Coze.

Si, depuis les travaux de Virchow, la genèse des thromboses veineuses et leur rapport avec les embolies d'un certain volume ont été bien connus dans leurs causes et leurs effets, il n'en est pas de même pour les embolies capillaires de l'artère pulmonaire. Leur provenance a plutôt été indiquée que démontrée. Ainsi Cohn parle de certaines phlébites, d'abcès du cœur droit ou de l'artère pulmonaire, de dégénérescence des valvules sigmoïde et mitrale. Les observations que nous publions plus haut, suivies d'autopsie, sont les premières qui mettent bien en évidence le morcellement des caillots veineux ou cardiaques, et qui établissent d'une manière définitive la possibilité de mort subite par embolies capillaires du poumon.

On ne peut donc plus hésiter pour admettre qu'après certaines phlébites utérines, suite d'accouchement, on trouve des embolies capillaires de l'artère pulmonaire. Les congélations, les brûlures sont d'autres causes de formation de ces embolies.

Nous avons des preuves certaines de ce que nous avançons, car d'une part, chez la femme congelée que nous avons observée, nous avons trouvé dans l'artère pulmonaire de petits caillots exactement semblables par leur composition aux caillots plus gros trouvés dans les veines périphériques; d'autre part, l'altération du sang dans les brûlures permet de reconnaître, s'il y a lieu, dans le poumon, la provenance périphérique des caillots; en effet, si l'on découvre dans les poumons des embolies constituées par des éléments identiques à ceux des caillots trouvés autour des plaies, on peut affirmer que les premiers procèdent de ces caillots périphériques. Chez nos lapins nous avons pu établir expérimentalement le fait. Pour se rendre compte des lésions emboliques qui se trouvent quelquefois simultanément dans les poumons et dans le foie, on n'a qu'à se rappeler que la distribution de la veine porte ressemble beaucoup à celle de l'artère pulmonaire, et que, de plus, le système porte communique par certains ramuscules veineux des intestins avec la veine cave inférieure. Dans l'observation de Weber, relative à 'embolie cartilagineuse, on voit en effet des enchondrômes développés dans le foie. Dans les cas où l'on peut retrouver l'embolie pulmonaire, on doit attacher une grande importance aux infarctus, car, comme nous l'avons démontré plus haut, il y a une relation immédiate, constante entre l'obstruction mécanique des capillaires et la lésion matérielle, qui est l'infarctus; l'une est cause, l'autre effet. La présence de l'infarctus permet donc toujours de supposer l'embolie; l'examen rigoureux de la périphérie fera toujours reconnattre la source des causes qui ont déterminé l'infarctus.

Avant de passer à l'étude des embolies aortiques, nous devons résumer les principaux points établis jusqu'ici touchant les embolies capillaires du poumon.

CONCLUSIONS.

Nous avons procédé aussi rigoureusement que possible pour établir quelques vérités. Nous avons commencé par montrer cliniquement que la mort est possible par suite d'embolies capillaires de l'artère pulmonaire, dans des cas où certes elle n'aurait pas eu lieu sans leur production. Nous avons confirmé ce fait d'observation par un grand nombre d'expériences. Nous avons établi ensuite que, si souvent la mort a une cause déterminante éloignée, il n'en est pas moins vrai que la cause directe, immédiate, se trouve dans les embolies capillaires, qui hâtent l'issue fatale et qui impriment à la maladie un caractère saillant qu'elle n'aurait pas eu sans leur intervention. Plus loin, nous avons montré que les embolies capillaires ne tuent pas nécessairement, et qu'elles sont souvent le point de départ de lésions pulmonaires, appelées *infarctus*, qui peuvent avoir des évolutions diverses. Nous avons fait ressortir la difficulté de l'étude de ces infarctus, comparativement à d'autres productions pathologiques dont l'organe pulmonaire peut être le siége. Nous avons surtout insisté sur l'étude des processus morbides pour vaincre la difficulté.

Nous avons aussi établi la possibilité de la résorption des embolies, et cité les cas cliniques où semblable terminaison aurait pu avoir lieu si la mort n'était survenue par d'autres causes. Nous avons enfin cherché à démontrer que les embolies capillaires peuvent s'organiser comme d'autres caillots veineux, et n'avoir comme conséquence qu'une oblitération définitive de quelques capillaires, à laquelle suppléerait bientôt une circulation collatérale très-facile à établir.

Nous avons terminé par l'étude des conditions connues de formation des embolies capillaires, en insistant surtout sur un mode de généralisation des néoplasmes à peine soupçonné jusque dans ces derniers temps. Les faits auxquels nous faisons allusion renferment de curieux renseignements sur l'évolution ultérieure des embolies de néoplasmes cartilagineux ou fibro-plastiques. Ils démontrent jusqu'à l'évidence que des parcelles très-minimes de ces tumeurs peuvent se développer à l'endroit même de leur arrêt, s'y accroître et y prendre même des proportions considérables en faisant disparaître par refoulement la paroi du vaisseau et le tissu pulmonaire voisin.

Touchant ce mode de généralisation, nous avons fait quelques réserves, car nous n'avons jamais pu obtenir de résultat semblable chez les animaux, avec des substances prises sur les cadavres. Nous croyons de par nos expériences et de par les deux observations, dont l'une nous est personnelle, que la condition essentielle de reproduction et de généralisation par embolie d'un néoplasme, se trouve dans la vie des éléments qu'on transplante, et de certaines dispositions organiques particulières que nous ne connaissons pas, mais que nous appelons *diathèses*, soit qu'elles appartiennent à l'élément transporté, soit qu'elles dépendent de l'organisme auquel on pratique l'inoculation.

Nous avons écourté tout ce qui a rapport à la cause première des embolies pulmonaires; nous nous proposons de revenir sur la genèse et les transformations des caillots à l'intérieur du système circulatoire, dans un chapitre général qui trouvera sa place à la fin de notre travail.

DEUXIÈME PARTIE.

Embolies capillaires du système aortique.

CHAPITRE PREMIER.

MORTS SUBITES.

Rhumatisme articulaire aigu. — Éruptions cutanées successives. — Endocardite ulcéreuse aiguë. — Mort. — Autopsie.

Clinique interne.

(*Observation recueillie par M. le docteur Lereboullet, interne du service.*)

Nous plaçons ici l'observation par laquelle nous avons été amené à faire toutes les expériences qui suivent ; ce n'est pas une relation de mort subite, mais elle nous a conduit à l'étude d'une foule d'accidents que nous ne soupçonnions pas, et c'est pour cette raison que nous avons cru devoir la maintenir en tête de notre premier chapitre que nous intitulons : *Morts subites.*

Le nommé G... W..., né à Strasbourg, âgé de quarante ans, brossier, entre à la clinique le 1er septembre 1866. Non marié, tempérament sanguin, constitution très-robuste, pas de maladies antérieures ; a été soldat pendant sept années.

Cet homme, habitant un logement froid, humide, peu aéré, était très-bien portant, lorsque le 12 août dernier, en se réveillant le matin, il fut pris d'un frisson violent, avec claquement de dents. Il se leva cependant, et rentra le soir avec une violente douleur dans le pied droit; l'articulation tibio-tarsienne était rouge, gonflée, douloureuse. Cet état dure quinze jours environ, quatre autres articulations se prennent ; le malade est traité par des applications de cataplasmes, et l'administration de teinture de colchique ; le genou droit se prend à son tour au bout de quinze jours.

État actuel. Température 39° ; pouls plein, vif, 104; langue blanche, chargée, saburrale, appétit modéré, soif assez vive. Au pied droit, un peu de rougeur et de douleur, pas de gonflement; au genou gauche, rougeur, chaleur, tuméfaction, douleur. Épanchement assez abondant dans l'articulation. Aucune complication cérébrale ou pectorale. Les battements du cœur sont tumultueux, le choc est très-étendu. Les urines sont normales.

On applique un large vésicatoire sur le genou gauche. Douleurs et gonflement au coude droit; douleurs dans toutes les articulations des doigts, peu de gonflement, rougeur diffuse.

Le 3 septembre. L'état du genou reste à peu près le même ; mais il se déclare un véritable rhumatisme intestinal, caractérisé par des selles séreuses, ne contenant que des débris de l'épithélium intestinal, sans matières fécales ; ballonnement du ventre, tympanisme, coliques, pouls à 80°, température 38°,7.

Le 4. Le pied droit est plus rouge, plus gonflé, plus douloureux; on y applique un nouveau vésicatoire. La diarrhée a cessé ; il y a eu dans la nuit une seule selle renfermant des matières fécales. La fièvre persiste ; température 39°,4; pouls 104; soif vive ; choc du cœur très-violent ; bruits indistincts, tumultueux, pas de bruit de souffle. Les doigts de la main droite sont à peu près libres ; ceux de la main gauche restent douloureux.

Du 4 au 8. Amélioration; la fièvre tombe; les articulations du genou gauche et du pied droit sont moins gonflées, moins douloureuses; la diarrhée a cessé ; le 7 cependant est survenue encore une selle séreuse avec débris floconneux. Le 8, frisson suivi de chaleur et de sueur. Légère rougeur au sacrum.

Le 9. Une selle séreuse; depuis le matin, la jambe gauche est œdématiée; la peau est blanche, luisante, conserve l'empreinte du doigt. Pas d'albumine dans les urines. Rien au cœur.

Cet œdème reste stationnaire du 9 au 13; à partir de ce jour il augmente considérablement, sans changer de caractère. La diarrhée séreuse continue; les selles sont volontaires; la fièvre est peu intense (frictions avec opodeldoch chloroformé; opium à l'intérieur 0gr,15). L'épaule et le coude droits, primitivement douloureux et gonflés, reviennent à l'état normal.

Le 14. L'œdème augmente encore; la jambe et la cuisse gauches sont très-gonflées jusqu'au niveau de l'articulation coxo-fémorale. La peau est d'un blanc mat; les veines ne paraissent pas volumineuses, il n'existe pas de cordon rougeâtre sous la peau; s'il y a oblitération veineuse, elle siége dans les veines profondes. Le malade reste immobile, couché sur un matelas à eau. Pouls impossible à compter; température 39°,4; sueurs abondantes; battements du cœur confus et tumultueux; prostration; selles abondantes à la suite de l'administration du colchique.

Les articulations des doigts de la main gauche redeviennent libres.

Le 15 et 16. La fièvre continue; la prostration augmente; la respiration est haletante, les sueurs continuelles; ventre tendu, ballonné; tympanite. Deux selles après l'administration du colchique. Apparition de taches rouges légèrement indurées sur plusieurs points du corps.

Le 17. L'œdème de la jambe augmente; à la partie externe et postérieure on remarque trois ou quatre indurations espacées de 2 à 3 centimètres. Deux d'entre elles se présentent sous forme d'élevures rougeâtres, sans traces de pus. La troisième est recouverte d'une vésicule remplie d'une sérosité grisâtre puriforme, entourée d'un cercle inflammatoire rouge. Pas de selles. Le soir, deux nouvelles indurations apparaissent sur la cuisse gauche; les trois premières ont changé d'aspect; la vésicule qui les surmontait s'est ouverte et a livré passage à une sanie purulente, mélange de sérosité et de pus, qui salit et empèse les linges de pansement. On y remarque maintenant une ulcération grisâtre, couenneuse.

Le 18. L'éruption augmente ; huit pustules nouvelles apparaissent sur le corps, dont l'une sur le dos de la main gauche (articulation métacarpo-phalangienne de l'index). Rien à la jambe ; le malade n'a pas de selles ; le ventre reste ballonné, tympanitique, très-douloureux ; les circonvolutions du gros intestin sont dessinées sous la peau. Affaissement considérable (vin de quinquina et de Malaga).

Le 19. Six selles séreuses, dont trois involontaires ; ventre très-ballonné, tympanitique. Parois abdominales œdématiées. Sensation de flot perçue par la percussion hippocratique. L'éruption reste stationnaire à la cuisse. Deux pustules apparaissent au front, au-dessus du sourcil gauche ; langue sèche, chargée ; inappétence ; pas de troubles cérébraux. Le soir, température 39° ; figure animée ; agitation ; apparition de douleurs très-vives dans l'épaule et le coude gauches ; rougeur et tuméfaction ; deux selles séreuses (opium 0gr,10, vin de Malaga 100 grammes).

Le 20. Les douleurs du bras gauche s'amendent ; la pustule du doigt indicateur gauche a considérablement augmenté ; on y voit aujourd'hui une forte vésicule brun rougeâtre, large comme une pièce d'un demi-franc. Elle est entourée d'une aréole rouge foncé, recouvrant toute l'articulation, mais ne communiquant pas avec elle. La fluctuation se perçoit dans toute cette étendue. Les pustules du front ont laissé à leur place de très-petits ulcères grisâtres. Ventre tendu, ballonné ; cinq ou six selles séreuses, involontaires. Apyrexie.

Le 21 et 22. Même état du ventre ; prostration plus considérable ; inappétence ; selles involontaires ; pouls imperceptible, excessivement fréquent ; langue rouge, fuligineuse ; soif très-vive. L'éruption reste stationnaire ; l'œdème de la jambe gauche augmente encore ; l'état du cœur est toujours le même : bruits sourds, tumultueux, pas de souffle franc.

Le 23 et 24. L'état du ventre ne change pas ; de nouvelles taches rouges apparaissent sur la jambe droite et sur le dos.

Du 25 au 27. L'éruption s'affaisse, se sèche sur le ventre et sur la jambe gauche; au sacrum, les pustules qui ont déterminé un commencement de décubitus semblent aussi diminuer. Le tympanisme et les selles involontaires persistent.

Le 28 et 29. Nouvelles taches rouges avec induration sur tout le corps et même sur les joues. Fièvre très-forte; ventre toujours gonflé, cinq ou six selles séreuses involontaires chaque jour. On explore tous les organes avec attention: les poumons sont sains; le foie ne dépasse pas les fausses côtes. Rien du côté de la rate.

Le 30. En examinant soigneusement le ventre, on remarque, au-dessous de la tumeur formée par l'accumulation des gaz intestinaux, une tumeur mate à la percussion. Elle est située immédiatement au-dessus des pubis, et paraît être la vessie distendue. Le malade, qui urinait constamment depuis plusieurs jours, et conservait un urinoir entre ses jambes, devait uriner par regorgement, et remplissait ainsi un vase à urine de deux litres. Aujourd'hui on retire avec la sonde environ trois litres d'une urine trouble, chargée de mucus. Le ventre s'affaisse un peu après le cathétérisme, mais reste cependant tympanitique. L'éruption s'est un peu affaissée depuis quelques jours. L'œdème de la jambe a diminué. Les selles sont involontaires; la langue est rouge, mais humide; respiration facile; les poumons ne présentent pas la moindre altération.

Le 1er octobre. On sonde le malade matin et soir, et l'on retire environ trois litres d'urine par jour; cependant le vase que le malade conserve entre ses jambes est toujours rempli. La langue reste rouge, devient fuligineuse; le tympanisme persiste, l'état du cœur est toujours le même; tumulte, irrégularité, pas de souffle.

Du 2 au 4. Même état, fièvre intense; le ventre reste ballonné; le 4, pendant la nuit, apparaît une induration autour de l'articulation tibio-tarsienne droite; l'articulation paraît indemne. Après un examen minutieux on trouve de la fluctuation en divers points; on pense à un épanchement dans les bourses séreuses environnant cette articulation.

Le 5. La fluctuation est de plus en plus manifeste ; un peu d'affaissement, de stupeur et de céphalée ; langue rouge, fuligineuse. Jambe gauche moins œdématiée. Le pied droit reste dans le même état ; la vessie est toujours paralysée ; six à huit selles involontaires par jour.

Du 6 au 8. Selles involontaires plus nombreuses ; fièvre intense, le gonflement du pied ne diminue pas.

Le 8. Sur la face antérieure de l'avant-bras apparaît une induration volumineuse, dont la base a la largeur d'une pièce de deux francs. Pas de fluctuation. Le gonflement du pied droit augmente, et la fluctuation se perçoit à cinq travers de doigt environ au-dessus de l'articulation tibio-tarsienne, s'arrêtant au niveau des malléoles. L'examen microscopique du sang ne révèle ni bactéries ni bactéridies.

Le 9. On plonge une lancette dans les tumeurs du bras et de la jambe. Celle de la jambe laisse écouler un liquide laiteux mal lié ; celle du bras ne donne que du sang, il n'y a pas encore de pus. Affaissement de plus en plus considérable. Le malade finit par succomber le 10 octobre, à deux heures du soir.

§ 1er.

L'observation qu'on vient de lire est à beaucoup d'égards pleine d'intérêt. Durant tout le cours de la maladie, le diagnostic a toujours été difficile. Au début, certainement je n'hésitai pas à croire à un rhumatisme articulaire franc ; l'apparition des phénomènes typhoïdes du côté du ventre et du système nerveux vinrent en premier lieu jeter le trouble dans mon esprit, et, sans la connaissance des travaux français, anglais et allemands, j'eusse changé le diagnostic et prononcé le mot de *fièvre typhoïde*. Les accident dont le cœur était l'objet me tinrent en garde contre l'erreur, et, en pleine clinique, je portai le diagnostic de rhumatisme articulaire typhoïde.

L'apparition des phénomènes de thrombose me confirma dans ma manière de voir. J'accusai, non une phlébite, mais une coagulation du sang pour cause de viciation de ce liquide par augmentation de fibrine. L'apparition des phénomènes de suppuration, du côté de la peau et du tissu cellulaire sous-cutané, ne me fit pas un instant varier dans mes appréciations. Inutile d'ajouter qu'avec Senhouse Kirkes j'attribuai tous les accidents dont je fus successivement témoin, à des embolies capillaires parties du cœur gauche atteint d'endocardite ulcéreuse. Les faits de ce genre ne sont pas nouveaux; déjà Bouillaud, en 1841, les a signalés dans son *Traité clinique des maladies du cœur;* puis vinrent les travaux de Senhouse Kirkes en 1853, ceux de Virchow, de Bamberger, de Friedereich, enfin ceux de Charcot et de Vulpian. L'endocardite ulcéreuse, athéromateuse, survenant au début du rhumatisme articulaire aigu, ou paraissant au milieu de cette affection, forme le texte des différents travaux que je viens de citer. Les autopsies faites avec grand soin donnèrent la connaissance des lésions anatomiques observées du côté du cœur, et des troubles que ces altérations centrales occasionnaient à la périphérie.

Le mot d'*embolies capillaires* fut prononcé en premier lieu par Senhouse Kirkes, qui démontra leur existence dans quelques nécropsies, ainsi que les lésions qu'elles déterminent par leur présence.

Trousseau montre dans sa clinique tout le parti que l'auteur anglais tira de sa découverte et lui rend pleinement justice. « Si « Kirkes, dit-il, n'a pas décrit l'endocardite ulcéreuse, il a du « moins démontré par des observations quels sont les effets prin- « cipaux qui résultent soit du détachement de concrétions fibri- « neuses développées dans le cœur, soit de leur mélange avec le « sang. A cette époque, comme on pourra s'en convaincre en « lisant les observations de cet intéressant mémoire, le docteur « Kirkes avait déjà établi quelles pourraient être les conséquences « de la migration des concrétions valvulaires sur la circulation

« périphérique et pulmonaire. Il avait constaté sur les mêmes « malades le ramollissement cérébral avec hémiplégie subite par « oblitération de l'artère sylvienne. Il avait constaté l'existence « des infarctus de la rate et du rein coïncidant avec une oblité- « raiion des gros troncs vasculaires de ces organes. Les petites « ecchymoses de la peau et des muqueuses, épanchements san- « guins, au centre desquels il avait trouvé une petite tache de « couleur jaune ou chamois, étaient pour le docteur Kirkes le « résultat d'embolies capillaires; le même auteur avait de plus « remarqué que les lésions de la valvule tricuspide déterminaient « de graves altérations du parenchyme pulmonaire. Enfin il avait « été conduit à accepter, ainsi que le prouve la quatrième obser- « vation de son mémoire, que la fibrine divisée pouvait donner « lieu à une infection du sang, qui se traduisait par des symp- « tômes typhoïdes. »

Convaincu par mes lectures, et ajoutant pleine et entière confiance aux auteurs que je viens de citer, je posai donc le diagnostic : rhumatisme articulaire, endocardite ulcéreuse du cœur gauche, thrombose par hypérinose, embolies capillaires; d'où accidents du côté de la peau et du tissu cellulaire sous-cutané.

L'autopsie devait confirmer ou infirmer le diagnostic posé; elle fut faite avec tout le soin possible, en présence des élèves qui suivaient la clinique. Guidé par les considérations que je viens de présenter, j'opérai de la manière suivante. Comme je voulais avant tout montrer que nous n'avions pas affaire à une fièvre typhoïde, je commençai l'autopsie par la cavité abdominale; celle-ci ouverte, nous vîmes en tout premier lieu les intestins très-distendus par des gaz et presque transparents, vu leur énorme dilatation; il fut donc facile de s'assurer qu'il n'y avait pas dans le petit intestin, de glandes de Peyer ni tuméfiées ni ulcérées; l'examen du mésentère démontra l'absence de tout gonflement des glandes lymphatiques. L'intestin, ouvert avec soin et lavé, donna la preuve la plus concluante de l'absence de fièvre typhoïde.

La cavité abdominale ouverte, nous procédons à la dissection des veines oblitérées, cause de l'œdème du membre inférieur gauche : la veine crurale est remplie par un caillot fibrineux très-consistant, occupant la partie supérieure de cette veine, commençant un peu au-dessous de l'abouchement de la veine saphène interne, c'est-à-dire au milieu du triangle de Scarpa, adhérant intimement au côté externe de la veine, remontant dans ce vaisseau jusqu'au point où il se replie sur l'arcade pubienne. Le caillot est d'un rouge clair ; la fibrine qui le compose a perdu sa structure lamellaire ou fibrillaire, elle est granuleuse ; les globules rouges du sang sont déformés, ratatinés ; par-ci, par-là se voient quelques dépôts pigmentaires ; les éléments blancs seuls ont conservé leur structure habituelle. Les parois de la veine ne sont ni épaissies ni injectées ; l'épithélium de la membrane interne du vaisseau a disparu dans les points où le caillot fibrineux a contracté des adhérences. Le sommet du caillot ne présente ni ramollissement ni déchiquetures. La partie la plus ramollie du caillot en est à peu près le milieu, dans le sens de la longueur ; elle est bridée en haut et en bas par des parties encore très-résistantes. Il est donc très-peu probable que des embolies aient eu leur point de départ dans ce caillot. Pour nous en assurer, nous examinons immédiatement les poumons en faisant ouvrir le thorax ; ces organes sont sains, ils ne présentent ni œdème, ni hépatisation, ni induration, mais un peu d'hypostase à la partie déclive. Les poumons étant indemnes, il était à peu près certain que le cœur droit ne présenterait pas de lésions.

L'examen du cœur, en place, ne révèle rien ; le péricarde ne renferme pas de traces de sérosité. Le cœur droit, ouvert méthodiquement, montre qu'il est sain ; les valvules ne sont ni indurées, ni ulcérées, ni recouvertes de dépôt fibrineux. Un caillot d'agonie occupe la cavité de l'oreillette droite et l'orifice des veines caves.

Le cœur gauche est plus gros que d'habitude ; l'oreillette renferme un caillot fibrineux remontant jusque dans les veines pulmonaires. Les parois internes du ventricule, surtout les valvules aortiques et mitrale, sont couvertes d'une espèce de fausse membrane, granuleuse à sa surface et très-molle. Sur certains points, elle se laisse très-facilement détacher; sur d'autres, elle paraît adhérer plus fortement. En l'examinant avec soin, on voit qu'elle n'est pas continue, qu'elle est constituée par de petits grains fibrineux, déposés sur les valvules. Celles-ci ne sont pas trop déformées; elles sont quelque peu épaissies et légèrement indurées, dépourvues de l'épithélium qui les recouvre ordinairement et qui est remplacé par la couche granuleuse dont nous venons de parler. Les ulcérations, qui paraissent quand on enlève la couche fibrineuse, sont très-peu profondes. L'examen microscopique nous apprend qu'il y a une légère hypertrophie de la lame conjonctive des valvules aortiques et mitrale, une desquamation des épithéliums sur certains points, d'où apparence d'ulcération.

La fausse membrane est composée de grains fibrineux. En certains points, surtout au niveau des valvules semi-lunaires, cette fibrine est très-mollasse, les grains se détachent sous un filet d'eau. Leur composition est celle de caillots très-ramollis, c'est-à-dire qu'on n'y voit qu'une masse de petites granulations réfractant fortement la lumière. L'examen du cœur et des poumons nous permet jusqu'ici d'affirmer que la thrombose de la veine crurale n'était cause d'aucun des accidents, si ce n'est de l'œdème de la jambe gauche; autrement, nous aurions trouvé des débris de ce caillot dans le poumon, ou au moins dans le cœur droit.

L'état du cœur gauche nous donna immédiatement l'idée d'examiner les lésions périphériques ou artérielles; nous commençâmes par l'étude des indurations les moins avancées que nous avons signalées sur tout le corps, aux membres et à la face; nous trouvâmes à la partie externe du bras droit une tache indurée paraissant toute récente, ne dépassant pas le derme. Cette plaque, de la grandeur d'une pièce de deux francs, est d'un rouge violacé; en l'incisant, on a une surface de section légèrement grenue, infiltrée d'un sang à peu près coagulé, qu'on peut facilement exprimer avec le doigt. Le tissu cellulaire sous-cutané n'est pas atteint.

L'examen histologique montre que la couche épithéliale est saine, que le derme est tuméfié, sans être, à proprement parler, malade, car ses éléments constituants sont normaux, seulement il est gorgé de sang, ses capillaires sont fortement distendus; de plus, on y voit du sang libre, des globules rouges plus ou moins déformés, de la fibrine granuleuse et même de la graisse. Il semble plutôt qu'on ait affaire à un caillot de sang en voie de transformation; d'où l'idée d'infarctus cutanés. Dans les plaques ramollies, soi-disant remplies de pus sanieux, on trouve presque un processus gangréneux, un liquide essentiellement composé de détritus de globules sanguins, de graisse libre, de fibrine granuleuse et de débris épithéliaux; à l'œil nu même on reconnaît de petits lambeaux de tissu fibreux mortifié.

Les abcès, ou plutôt les tumeurs ramollies sous-cutanées, présentent le même aspect; mais les lésions sont plus étendues: le tissu cellulaire sous-cutané est comme sphacélé; les artérioles qui rampent dans ce tissu sont remplies de coagulums en voie de métamorphose graisseuse, de fibrine granuleuse, de graisse libre et de globules rouges ratatinés; dans les artérioles plus grosses entourant la tumeur, on voit à l'œil nu des coagulums fibrineux; tout enfin révèle un arrêt de la circulation dans les parties malades. Les obstructions ne pouvaient provenir que du cœur gauche; les grosses artères, ouvertes avec soin, ne montrent nulle part de lésion, ni desquamation épithéliale ni dépôts athéromateux.

Cet examen fait, nous passons aux articulations qui avaient été en souffrance. Nous trouvons l'articulation tibio-tarsienne droite parfaitement saine, entourée d'un manchon d'un pus sanieux déterminé par le sphacèle du tissu cellulaire péri-articulaire;

les cartilages et la synoviale ne présentent pas d'altération. Les autres articulations du pied droit sont intactes; il en est de même du pied gauche. Le genou droit est sain, mais la gaîne des extenseurs est remplie d'un liquide sanieux ne contenant que des granulations graisseuses, des globules de pus en voie de dégénérescence, et une grande quantité de graisse libre, en un mot, quelque chose d'analogue, pour les formes histologiques, à ce qu'on voit dans le lait. L'articulation du genou droit est la seule qui renferme du liquide, mais ce liquide n'est pas franchement purulent; il ressemble en tous points au fluide que nous venons de décrire. Du côté de la synoviale, nous trouvons une espèce de ramollissement graisseux; les cartilages sont gras, les cellules infiltrées, rien n'indique un travail pathologique actif antérieur. Les os sont sains. Les articulations des membres supérieurs, qui avaient été successivement atteintes par le rhumatisme, ne présentent plus la moindre altération.

Le sang, examiné au microscope, était pauvre en globules rouges, très-riche en globules blancs et en fibrine.

L'examen des organes des cavités splanchniques ne nous donne rien du côté du foie, ni des reins; la rate ne présente que quelques petits infarctus coniques et jaunâtres.

Le cerveau ne présente aucune lésion macroscopique ni microscopique; la veine jugulaire interne est considérablement distendue par un caillot, mais ne présente du reste aucune altération sensible, soit à l'œil, soit au microscope.

§ 2.

Il résulte clairement de cette autopsie que notre sujet avait un rhumatisme articulaire à type typhoïde, que les accidents secondaires cutanés, sous-cutanés, péri-articulaires et même articulaires, dépendaient de la migration, vers la périphérie, de grains fibrineux détachés successivement de l'endocarde du cœur gauche ; et qu'enfin, la thrombose de la jambe gauche avait probablement la même cause que le dépôt de fibrine dans le cœur, c'est-à-dire le rhumatisme.

Notre diagnostic avait donc été juste et devait nous satisfaire ; cependant, pour chasser jusqu'au dernier doute, nous avons essayé d'imiter la nature, et de reproduire expérimentalement les faits que nous venions d'observer ; voulant donner ainsi une assise pratique à des vues qui en somme pouvaient être discutées et réputées purement théoriques.

La première difficulté que nous avions à vaincre dans la voie expérimentale que nous voulions aborder, était de trouver le moyen par lequel nous pourrions mettre dans le torrent circulatoire général des poussières organiques ou inorganiques, pour voir l'effet qu'elles produiraient, et sur le sang, et sur les organes à travers lesquels elles passeraient. Nos expériences sur les poumons, et celles de nos prédécesseurs depuis Darcet, nous avaient démontré que chez la plupart des animaux les capillaires pulmonaires ne laissaient guère passer ni poussières impalpables, ni produits organiques cellulaires en suspension dans l'eau distillée. Nous devions donc renoncer à obtenir, par la voie de la jugulaire, les effets que nous recherchions.

L'injection des poussières dans les artères périphériques et dans le sens de la circulation nous donna quelques résultats que nous relaterons en temps et lieu ; mais la vraie voie était le cœur gauche.

Nous rappelant le moyen qu'avait employé Claude Bernard pour puiser alternativemeni du sang dans le cœur gauche et dans le cœur droit, nous avons procédé de la même manière, mais en sens inverse. Au lieu de puiser dans le cœur, nous avons ajouté au sang qu'il renfermait déjà les produits que nous voulions envoyer dans tout l'organisme, pour déterminer des obstructions capillaires. Pour obtenir ce résultat, on n'a qu'à mettre à nu une carotide et à y adapter une canule suffisamment longue pour pénétrer dans l'aorte et même dans le ventricule gauche.

On atteint très-facilement ce but avec un trocart; la canule placée et remplie de sang, on adapte une seringue chargée des poussières qu'on veut injecter dans le cœur.

Pour nos expériences, nous nous sommes servi de liquides purulents, cancéreux, tuberculeux, et d'eau distillée tenant en suspension de la poussière de fibrine et de charbon préparée comme pour nos premières expérimentations.

§ 3.

PREMIÈRE SÉRIE D'EXPÉRIENCES.

MORTS SUBITES.

En procédant comme nous venons de le dire, nous avons obtenu sur quatre lapins et un chien les résultats suivants :

PREMIÈRE EXPÉRIENCE.

Un lapin adulte reçoit dans la carotide droite, par l'intermédiaire d'une canule qui atteint le cœur, six centimètres cubes d'eau distillée tenant en suspension un centimètre cube de poussière de fibrine. L'injection est faite lentement avec le plus grand soin pour ne pas provoquer de déchirure ; la seringue n'est pas à demi vidée, que des convulsions se déclarent pour se calmer immédiatement ; la respiration, haletante, redevient tranquille, ce qui me permet de terminer l'injection et de lier l'artère en retirant la canule. Le lapin n'est pas détaché, qu'il est pris de nouvelles convulsions plus fortes que les premières ; la respiration et les battements du cœur s'accélèrent notablement, des déjections alvines surviennent, puis le coma et la mort.

En voyant ce résultat, je me rappelai les expériences de mon ami, M. le docteur Jules Ehrmann, de Mulhouse, qui, en 1858, répétait avec mon aide les expériences de Bichat, de Cooper, de Kussmaul et de Tenner, sur l'anémie cérébrale, en faisant simultanément la ligature des quatre troncs artériels encéphaliques. Le lapin mort, je fis l'autopsie immédiatement, sans attendre la résolution de l'état tétanique; il me fut facile de constater l'anémie cérébrale et la présence de mes poussières dans presque toutes les ramifications artérielles; sur tous les points je trouvai ces poussières dans les artères, les artérioles et les capillaires.

La dissection de l'artère qui avait reçu l'injection, celle du cœur et des poumons, me démontrèrent qu'aucune déchirure n'avait été produite, et que la mort n'était pas le résultat d'un accident opératoire; les poumons étaient congestionnés et le cœur rempli de sang. L'examen du sang trouvé dans le cœur gauche me donna la preuve que mes poussières étaient parfaitement mêlées à ce liquide, je les retrouvai dans les artères bronchiques et dans l'aorte; mais je n'en vis pas de traces dans le sang veineux.

DEUXIÈME EXPÉRIENCE.

Sur un lapin adulte, fort, je fais dans la carotide gauche une injection de 4 centimètres cubes de pus de bonne nature. L'injection se termine sans accident, mais l'animal est à peine détaché qu'il est pris de convulsions: la respiration et les battements de cœur s'accélèrent, les yeux se convulsent en haut, les pupilles se resserrent, la tête se rejette fortement en arrière. A l'agitation des membres succède un état tétanique très-prononcé: la tête reste rejetée en arrière, les jambes se raidissent, la respiration s'arrête, mais les battements de cœur persistent, les pupilles se dilatent démesurément. Bientôt le cœur cesse de battre, la mort survient; elle est annoncée par le relâchement successif des muscles. La nuque d'abord, en dernier lieu les jambes, perdent leur état tétanique.

L'autopsie nous révèle une quantité considérable de pus dans les artérioles et les capillaires du cerveau. M. Coze fils, qui était présent à l'expérience, a eu l'obligeance de dessiner une de ces artérioles remplies de pus (voy. pl. IV, fig. 1). M. le professeur Michel, qui y assistait également, a fait aussi des préparations qui confirment les miennes. Pas de pus dans le sang veineux du cerveau. Nulle part de déchirures de la substance cérébrale. On retrouve le pus dans presque tous les organes, même dans la peau.

TROISIÈME EXPÉRIENCE.

Faite sur un lapin très-vigoureux. Nous examinons d'abord le sang artériel pour voir la quantité de globules blancs, quoiqu'il soit assez facile d'en différencier les éléments purulents dont nous nous servons et qui viennent d'un homme. Au lieu de 4 centimètres cubes de pus, nous n'en injectons que 2. Le manuel opératoire, les résultats sont les mêmes. La mort arrive trente ou quarante secondes après le commencement de l'accès épileptiforme. L'animal était déjà debout quand l'accès commença par un cri perçant, puis la tête se convulsa en avant, le lapin roula sur le dos. Vinrent ensuite les convulsions des membres; à ce moment le lapin se jeta sur le côté, et c'est dans cette position que le surprirent les phénomènes tétaniques.

L'autopsie démontre le pus dans toutes les artérioles et tous les capillaires de l'encéphale.

QUATRIÈME EXPÉRIENCE.

Injection de 4 centimètres cubes de liquide cancéreux en suspension dans 3 centimètres cubes d'eau distillée. Les éléments fibro-plastiques sont très-faciles à reconnaître; l'animal soumis à l'expérience meurt au bout de quarante-cinq secondes; on n'a pas le temps de le détacher de la planche; il ne jette pas de cris, parce qu'un aide lui tient fortement la tête en arrière; on observe chez cet animal que les déjections alvines précèdent immédiatement la mort, et surviennent à peu près au même moment que la dilatation pupillaire.

L'autopsie rentre dans les précédentes pour les résultats obtenus.

CINQUIÈME EXPÉRIENCE.

Chez un chien de moyenne taille, j'injecte dans le cœur gauche 8 centimètres cubes de pus louable, pris dans un abcès un quart d'heure à peine avant l'opération. L'injection est à moitié terminée, quand le chien présente quelques convulsions très-passagères, après lesquelles je vide complétement la seringue. Le chien, détaché, ne peut se remettre sur ses jambes; il est pris tout à coup de nouvelles convulsions cloniques, elles se terminent par un état tétanique, qui dure un certain temps; puis la respiration se rétablit, mais pour un instant seulement.

Le chien meurt; je pratique immédiatement l'autopsie. Je constate d'abord que la canule a pénétré jusque dans le ventricule gauche, sans occasionner aucune déchirure.

Le crâne est ensuite ouvert: l'encéphale est décoloré, les artérioles et les capillaires sont remplis de pus. Dans le sang veineux, on ne trouve pas de traces de la matière à injection. Tout le pus n'a pas pénétré dans le crâne, car on en retrouve dans presque tous les organes en plus ou moins grande quantité.

§ 4.

Les expériences que je viens de relater prouvent évidemment que la mort si rapide est le résultat de l'anémie cérébrale; les symptômes observés et les autopsies ne laissent pas de doute à cet égard. Si nous rapprochons de ces résultats ceux obtenus par injection de poussières dans le bout périphérique, dans des expériences faites par nous et par d'autres observateurs, dont les principaux sont MM. Vulpian, Cohn, Panum, Cotard et Prevost, nous trouvons que la mort survient bien moins rapidement dans le second que dans le premier cas, et que souvent même on hésite à l'attribuer à la seule oblitération des artérioles ; on produit, en effet, presque toujours des déchirures de la substance cérébrale, à cause de la force qu'on est obligé d'employer pour faire passer les produits d'injection dans une artère où il n'y a plus de circulation, et qui a peu de collatérales pour prendre les matières injectées. La distribution des poussières par ce moyen se fait bien plus lentement ; de là des troubles cérébraux durant plus longtemps et une mort moins rapide. Dans les injections poussées jusqu'au cœur, au contraire, l'action des poussières est pour ainsi dire instantanée. On le comprend en se rappelant avec quelle activité fonctionne le cœur, et quelles larges voies le sang trouve en sortant de cet organe. La mort par anémie cérébrale s'explique donc très-aisément.

Ces expériences prouvent encore que la mort survient de la même façon, quelles que soient les poussières employées. Elles nous apprennent aussi que dans les cas de mort subite, où l'on ne trouve pas de lésion matérielle visible à l'œil nu, on ne doit pas oublier de rechercher si la circulation cérébrale ne s'est pas trouvée entravée par des embolies capillaires ou autres, car nous ne sommes guère disposé à admettre la mort par apoplexie nerveuse.

Les observations de mort par embolies et ramollissement cérébral ne manquent pas dans les ouvrages ; mais celles où la mort a été subite sont assez rares ; aussi vais-je en rapporter un cas observé à la clinique des vieillards de Strasbourg, dirigée par M. le professeur Coze, et qui m'avait été confiée pendant les vacances dernières.

OBSERVATION VII.

Maladie du cœur. — Embolies cérébrales. — Mort subite.

Clinique des maladies chroniques.

Une pensionnaire de l'hôpital civil se présente au service vers le mois d'août 1866; elle se plaint de palpitations qui l'empêchent de monter les escaliers et demande à entrer dans la salle, afin de ne plus être obligée de monter et de descendre pour aller prendre ses repas. Nous recevons la malade, quoique en apparence sa santé ne fût pas bien altérée. Le lendemain matin, son observation est prise très-rapidement. C'est une femme de soixante-douze ans, qui s'est toujours bien portée, sauf deux ou trois attaques de rhumatisme articulaire, dont la dernière remonte à dix ans. Elle n'a jamais été mariée et n'a pas eu d'enfants. La constitution est bonne, le tempérament lymphatique. Elle ne porte pas de traces d'infiltration sur le corps; les jambes et les mains ne sont nullement œdématiées. L'examen des organes internes ne révèle rien, sinon un peu d'oppression, une respiration plus fréquente qu'à l'état normal. Les poumons cependant paraissent sains. La percussion ne révèle ni matité ni sonorité exagérée; par l'auscultation, on perçoit partout le murmure vésiculaire. L'examen du cœur nous apprend qu'il y a un peu d'hypertrophie et un souffle rude au premier temps; le choc n'est cependant pas très-exagéré; le pouls, dur, paraît en rapport avec le choc; les battements de cœur sont réguliers, pas d'altétération de rhythme.

Vu les antécédents de la malade, nous pensons à une endocardite rhumatismale ayant déterminé un rétrécissement aortique. Nous allions abandonner l'examen, quand l'idée d'une dégénérescence athéromateuse des artères nous vint à l'esprit. En examinant toutes les artères superficielles du corps, nous les trouvons presque toutes indurées, noueuses; le souffle du cœur s'entend dans la carotide et le long du sternum. Cet examen nous fit ajouter au diagnostic de rétrécissement aortique faible celui de dégénérescence athéromateuse des artères périphériques et probablement de l'aorte. La femme se portant bien et ne demandant que le repos pour n'avoir pas de palpitations, nous ne lui prescrivons aucun médicament; elle reste au moins pendant deux mois sans jamais se plaindre et sans jamais garder le lit. La sœur de la salle n'a jamais remarqué le moindre malaise chez elle; nous ne la voyons que très-rarement, et jamais elle ne nous dit autre chose que des remercîments de l'avoir reçue au service. Fin septembre, nous la trouvons morte; elle s'était couchée la veille comme à l'ordinaire, et le matin à cinq heures on s'aperçut de sa mort. Les voisines de son lit n'avaient rien entendu, si ce n'est quelques mouvements de lit et un léger cri que jeta la malade vers minuit. A cinq heures du matin, elle était toute froide; la mort devait donc remonter à quelques heures.

Autopsie, faite vingt-quatre heures après la mort. L'examen du cadavre ne révèle rien de particulier. Soupçonnant une lésion du cœur consécutive au rétrécissement aortique, nous ouvrons en tout premier lieu le thorax; les poumons sont sains, quelque peu emphysémateux aux sommets et sur les bords.

Le péricarde ne renferme pas de sérosité en quantité appréciable. Le cœur est volumineux, surtout du côté gauche; le ventricule gauche est manifestement hypertrophié; son diamètre vertical mesure 10 centimètres environ. Le cœur droit est moins volumineux. Les parois du cœur sont épaissies; la cavité ventriculaire est en partie remplie par un caillot noir, que nous retirons. L'orifice auriculo-ventriculaire ne semble pas rétréci, mais les valvules sont épaissies et rugueuses. L'orifice aortique est induré, rétréci; les valvules semi-lunaires sont, comme la valvule mitrale, indurées, épaissies et couvertes d'aspérités. Cet examen superficiel fait, nous retirons le cœur et les poumons pour examiner plus attentivement les lésions de l'endocarde et des valvules cardiaques gauches. En fendant l'aorte, nous découvrons une grande quantité d'ulcérations athéromateuses; avec l'ongle, il est facile d'enlever des particules d'athérôme. Les valvules semi-lunaires sont petites, rétractées, couvertes d'incrustations très-faciles à détacher; sur divers points, on trouve de petites ulcérations athéromateuses, à bords déchiquetés, en quelque sorte flottants, ressemblant, en petit, à celles de l'aorte. La valvule mitrale est moins incrustée de calcaires que les valvules semi-lunaires. L'endocarde présente sur divers points des taches athéromateuses très-appréciables à l'œil nu. Presque toutes les artères, même les artérioles des mains et des doigts, participent à cette altération.

L'examen microscopique démontre qu'il y a, sur certains points, athérome; sur d'autres, ramollissement et ulcération de la tunique interne; sur d'autres enfin, incrustation calcaire (phosphate et carbonate de chaux). Le cœur droit est bien moins malade; l'artère pulmonaire ne présente pas la moindre altération; cette artère est tout entière ouverte, mais on n'y découvre aucune embolie capable d'expliquer la mort par asphyxie ou par syncope; on voit seulement quelques petits caillots très-mous et tout à fait frais. Les lésions trouvées du côté du cœur n'expliquaient certes pas la mort subite.

L'examen des organes abdominaux ne nous apprend rien : le tube intestinal est sain dans toute sa longueur; le foie présente une dépression sur sa face antérieure, résultat du corset, et quelque peu de dégénérescence graisseuse. La vésicule est remplie de bile et renferme deux gros calculs. Les reins paraissent sains, ainsi que les organes du petit bassin : matrice, ovaires et vessie.

Nous ne pouvions guère mettre la mort sur le compte d'un épuisement nerveux; l'état de santé relative de la malade et ses antécédents ne le permettaient pas. Nous devions donc chercher du côté du cerveau, pour voir s'il n'y avait pas eu apoplexie cérébrale, par rupture d'une artère athéromateuse. Chacun sait que cette cause de mort est fréquente chez les vieillards.

Le crâne est ouvert, l'examen du cerveau en place n'indique

rien de particulier, sinon une certaine pâleur de la substance cérébrale. Le cerveau, sorti de sa cavité et placé sur les hémisphères pour laisser voir la base, présente des artères très-athéromateuses; tout le cercle de Willis est altéré, l'artère basilaire présente de plus un caillot d'un rouge foncé, au centre duquel on aperçoit un fragment blanchâtre tout à fait analogue aux parcelles qu'on enlève aux valvules avec l'ongle. Histologiquement, il est composé de substance athéromateuse crétifiée; on y reconnaît parfaitement les sels calcaires; en poursuivant les différentes artères qui se rendent dans le cerveau, on y trouve surtout vers les capillaires, c'est-à-dire dans les artérioles, une poussière graisseuse très-fine, et quelques grains ayant l'apparence de sels de chaux. La substance cérébrale ne paraît pas altérée; les capillaires ne sont ni athéromateux ni graisseux.

§ 5.

L'observation que je viens de rapporter est digne d'intérêt. Elle montre jusqu'à l'évidence que des produits détachés du cœur ou de l'aorte ont pu être entraînés par le courant sanguin. Lancés dans les artères de la tête, ils se sont constitués en embolies, qui, par l'arrêt de la circulation cérébrale, ont déterminé une mort des plus rapides. Certes, sans le microscope, on eût attribué la mort à une apoplexie nerveuse. Ce cas et d'autres qui se trouvent dans les auteurs, notamment dans le mémoire de MM. Prévost et Cotard, me font réfléchir aux phénomènes que l'on observe quelquefois dans le rhumatisme cérébral. A défaut d'autopsie pour confirmer l'opinion que je vais émettre, j'ai des faits cliniques. Je puis citer, entre autres, l'observation d'une jeune femme qui fut traitée par M. le docteur Weill, médecin aide-major à l'École du service de santé militaire, et par moi. Elle était atteinte d'un rhumatisme articulaire très-aigu, et fut soignée d'abord dans son domicile, ensuite à l'hôpital civil, où son mari, employé des hospices, la fit transporter en chambre particulière. Dans le second septenaire de la maladie, la jeune femme fut prise subitement de maladie de cœur: palpitations presque continues, souffle aux deux temps, choc très-fort, pas d'hypertrophie sensible à la percussion. Deux ou trois jours après, tout son corps se couvrit de pétéchies, d'ecchymoses, dont la plus grande n'atteignait pas la largeur d'une pièce de vingt centimes. Jusqu'à ce moment, pas d'accidents cérébraux; le rhumatisme articulaire semble arrêter ses progrès, quand tout à coup la malade est prise de convulsions, d'accidents éclamptiques des mieux caractérisés et de délire. Les accès duraient parfois dix ou quinze minutes. Après deux jours de cet état, la malade tomba dans le coma; je la crus perdue. Au contraire, trente-six heures après, elle reprenait connaissance, recouvrait l'usage de ses membres, et au bout de huit jours elle était presque complétement guérie, sauf les troubles cardiaques.

Si on pèse toutes les péripéties de cette maladie, on en arrive à la conclusion que nous avons émise tout à l'heure : gêne subite et mécanique de la circulation cérébrale par suite de produits fibrineux qui se sont détachés des orifices du cœur, qui ont été entraînés vers le cerveau, et qui ont été finalement résorbés à cause de leur composition uniquement fibrineuse. Les accidents cérébraux du rhumatisme articulaire doivent avoir souvent pour cause celle que nous indiquons; il m'est impossible de les attribuer uniquement à ce qu'on appelle la *diathèse rhumatismale*. Une autopsie faite dans le cas que nous rapportons, aurait probablement expliqué bien des obscurités qui voilent encore aujourd'hui cette importante question, dite du *rhumatisme cérébral*.

§ 6.

La question de mort subite par embolies capillaires cérébrales m'a été démontrée par les expériences que j'ai citées plus haut dans le chapitre intitulé : *Première série d'expériences.* Mon intention n'était pas de commencer mon chapitre par cette série, parce que je voulais avant tout élucider les questions biologiques qui se rapportent à ma première observation; mais les résultats que j'obtins en premier lieu me frappèrent tellement que je ne pus m'empêcher de commencer par elles. Je savais bien qu'on obtenait souvent des ramollissements cérébraux en injectant dans le bout périphérique, mais je ne soupçonnais pas la rapidité avec laquelle les accidents anémiques se produisaient, et certes, si je n'eusse retrouvé mes poussières dans les capillaires cérébraux, je n'aurais jamais cru que l'arrêt de la circulation cérébrale pût se produire si facilement et si rapidement par les embolies capillaires. Dans les expériences de M. Jules Ehrmann, ces phénomènes ne survenaient pas plus vite. Les choses ne se passent pourtant pas toujours ainsi ; je dirai même que des morts si violentes sont exceptionnelles, car sur cinquante injections dans le cœur gauche, je n'ai pu les obtenir que cinq fois ; j'ai rapporté fidèlement ces cinq observations, parce qu'elles forment pour moi la base des recherches que l'on aura à faire à l'avenir, toutes les fois que l'on se trouvera en présence des morts subites, *sine materia*, beaucoup trop nombreuses.

Si l'on veut produire des accidents cérébraux simples, des altérations organiques dépendant de la présence d'embolies capillaires dans les artérioles du cerveau seulement, le meilleur procédé est, à coup sûr, celui de Virchow, de Panum, de Vulpian, de Cohn, de Prévost et Cotard, c'est-à-dire l'injection de poussières organiques ou inorganiques par le bout périphérique d'une des carotides préalablement liée. Le seul désavantage que je reconnaisse à ce procédé, est de déterminer quelquefois des déchirures d'artères et même de la substance cérébrale, par suite de la force qu'on est obligé d'employer pour faire arriver les poussières jusqu'aux collatérales dans lesquelles la ligature de la carotide n'a pas arrêté le courant sanguin. S'il ne survient ni déchirure de vaisseaux ni lésions de la substance cérébrale, les animaux soumis à l'expérience peuvent vivre trois ou quatre jours, comme en témoignent les expériences suivantes.

CHAPITRE II.

RAMOLLISSEMENT CÉRÉBRAL.

DEUXIÈME SÉRIE D'EXPÉRIENCES.

PREMIÈRE EXPÉRIENCE.

J'injecte, par le bout périphérique de la carotide gauche d'un lapin, 6 centimètres cubes d'eau distillée tenant en suspension une certaine quantité de poussière de tabac. L'injection se fait sans encombre; le lapin ne pousse pas de cris; la respiration s'accélère un peu. L'animal détaché, marche, mais ne court pas quand on cherche à l'effrayer; il incline la tête à droite. Au bout de dix minutes, la démarche devient plus pénible, les jambes du côté droit paraissent plus difficiles à mouvoir que celles du côté gauche. La bête n'exécute pas de mouvements de rotation, mais cherche une place où elle puisse se cacher et être tranquille. Le lendemain le lapin mange, mais il traîne toujours les pattes du côté droit; la tête est fortement inclinée à droite. Rien de particulier le deuxième jour; le troisième jour au matin, je le trouve mort.

En même temps que je pratiquais cette expérience, je faisais lier la carotide gauche à un autre lapin, pour observer les effets de la ligature elle-même. Ce second lapin ne présenta aucun accident de paralysie; je l'ai observé pendant une huitaine de jours, sans remarquer autre chose qu'une légère inclinaison de la tête du côté opposé à la ligature.

L'autopsie de cet animal, sacrifié le huitième jour, ne montra pas la moindre lésion cérébrale appréciable. Il n'en fut pas de même du premier, qui présentait du côté gauche des signes anatomiques certains de ramollissement. On voyait à l'œil nu, par-ci par-là, un pointillé rougeâtre de la substance cérébrale, qui avait au niveau des taches une apparence de velours d'un rouge mat. Le corps strié gauche surtout offrait en trois points différents cette coloration. La substance cérébrale, en ces trois endroits, paraissait être le siége d'une multitude de petites hémorrhagies. Dans les capillaires et les artérioles on retrouvait les poussières injectées; on en constatait même dans les petits foyers que je viens de signaler.

DEUXIÈME EXPÉRIENCE.

A un autre lapin très-fort, j'injecte dans le bout périphérique de la carotide gauche, 2 centimètres cubes de pus dans 3 grammes d'eau distillée. L'opération se termine très-heureusement; pas d'accidents immédiats. Le lapin, détaché, marche et court même assez vite sous une table du cabinet où a lieu l'opération. Environ un quart d'heure après, l'animal se met à pousser quelques cris, puis à tourner assez rapidement sur lui-même pour tomber sur le côté droit; il reste quelques minutes dans cette position, et se relève pour marcher. A ce moment, les pattes gauches sont bonnes, mais celles du côté droit sont moins sensibles et moins agiles; il n'y a pas cependant hémiplégie complète. Le lapin vit trente-six heures.

L'autopsie révèle un ramollissement rougeâtre de la surface de l'hémisphère gauche dans sa partie antérieure et moyenne. Le même piqueté que dans l'autopsie précédente le fait reconnaître; il pénètre jusqu'à 1 centimètre de profondeur dans la masse de l'hémisphère, mais n'atteint pas le corps strié ni la couche optique. A la base du même hémisphère et à la partie antérieure, nous trouvons encore un point ramolli de la grosseur d'une pièce de vingt centimes. Le microscope fait voir dans les points ramollis des fragments de tubes nerveux, des globules sanguins et quelques globules purulents. Il paraît manifeste qu'il s'est produit, dans ces petits foyers de ramollissement, des hémorrhagies capillaires; autrement on n'aurait pas trouvé de corpuscules sanguins libres. Dans l'artère cérébrale moyenne gauche, nous trouvons sur différents points des coagulums de pus séparés par du sang pur. Nous croyons reconnaître de petits amas de pus dans les artérioles que nous arrachons avec des pinces de dedans la substance cérébrale. Sur le pont de Varole, existent deux tout petits foyers de ramollissement analogues à ceux que nous venons de décrire dans l'hémisphère gauche.

Dans les deux expériences que je viens de relater, il est à remarquer que les lésions se sont principalement produites du côté de l'injection, comme cela arrive quelquefois à la suite de la ligature d'une carotide. Je ne crois pas cependant qu'on puisse accuser la ligature faite avant l'injection, car les troubles à la suite de l'opération d'une seule carotide sont très-rares, comparativement à ceux que détermine l'injection de poussières.

Pour répondre plus rigoureusement à cette objection, j'ai deux expériences par injection dans le ventricule gauche, où très-peu de poussières avaient pénétré dans le cerveau et n'ont pas déterminé la mort immédiate, mais des ramollissements cérébraux dans les parties opposées à la ligature de la carotide.

TROISIÈME EXPÉRIENCE.

Chez un lapin de forte taille, j'injecte de la poussière de fibrine dans la carotide droite. L'injection à peine terminée, des troubles cérébraux se manifestent, l'animal est comme prostré, il remue à peine, marche avec grande difficulté, sans qu'on puisse dire qu'il est plus faible d'un côté que de l'autre. Il ne pousse pas de cris, fait même mine de manger quand on lui présente de l'herbe. La respiration paraît embarrassée, les battements du cœur sont très-fréquents et très-énergiques. Nous observons l'animal pendant une heure et ne voyons pas survenir de changement. Le lendemain, il était mort. Il avait vécu environ vingt-sept heures, car le corps était encore chaud quand on le releva.

L'autopsie est faite immédiatement. Le crâne ouvert, le cerveau sorti, on constate des lésions de ramollissement, à gauche, sur le pont de Varole ; à droite, dans le corps strié ; on en trouve encore dans la partie antérieure de l'hémisphère gauche.

En divers autres points du corps, et notamment dans la rate, on rencontre quelques infarctus. J'insisterai ultérieurement sur ces lésions. Le ramollissement cérébral a toujours les caractères indiqués plus haut : consistance pulpeuse, coloration rougeâtre, destruction des éléments nerveux, épanchement de quelques globules sanguins. Les capillaires et les artérioles renferment une quantité plus ou moins considérable de granulations fibrineuses injectées.

Il est bien évident, d'après cette observation, que la ligature de la carotide n'a pu, à elle seule, déterminer les diverses lésions signalées.

QUATRIÈME EXPÉRIENCE.

Sur un chien de belle taille, j'injecte dans le ventricule gauche, par la carotide gauche, 6 centimètres cubes de pus très-frais, à cellules très-distinctes et nullement graisseuses. Ce pus avait été recueilli une demi-heure avant l'opération sur un individu porteur d'un bubon d'emblée.

L'opération se termine très-heureusement. Le chien, détaché et démuselé veut se mettre à courir ; les jambes ne le soutiennent pas, il est comme paralysé des quatre membres, qu'il remue cependant isolément quand il fait des efforts pour se relever. Abandonné à lui-même, il reste couché deux heures à la même place, sans faire d'autre mouvement que d'allonger la tête vers une écuelle d'eau placée à sa portée. A six heures du soir, quatre heures après l'opération, nous revoyons l'animal, nous le trouvons dans des convulsions paraissant très-douloureuses, car il pousse de temps en temps des cris de douleur. Pendant l'espace d'une demi-heure, il a trois attaques convulsives. Le calme revenu, l'animal me regarde quand je l'appelle; il fait des efforts pour se soulever, mais sans pouvoir y parvenir. Depuis le moment de l'opération, il avait eu plusieurs selles liquides, et presque après chaque déglutition d'eau, il vomissait. Le lendemain matin, l'animal vivait encore, il paraissait même aller mieux. Je l'observai pendant près d'une heure; il n'eut pas une seule convulsion; depuis la veille il n'avait plus eu de selles; je lui fis boire du lait qu'il conserva. La respiration paraissait assez libre, et le cœur ne battait pas très-fréquemment. A midi, je trouvai l'animal prostré; il ne regardait plus quand on l'appelait; il poussait de temps en temps des gémissements plaintifs. Il avait des selles liquides. A deux heures il succomba au milieu de nouvelles attaques tétaniformes.

L'autopsie fut faite le soir à quatre heures, deux heures après la mort, vingt-quatre heures après l'injection. Je trouvai le cerveau intact à la partie supérieure des hémisphères, ainsi qu'à sa base, mais le corps strié droit était altéré dans toute son épaisseur (voy. pl. III, fig. 3), le ventricule moyen contenait une sérosité claire, très-abondante, dans laquelle flottaient de petites parcelles blanches. Le corps strié gauche présentait un ramollissement très-superficiel, rougeâtre et piqueté. Le pont de Varole était lésé dans sa partie inférieure gauche; enfin, dans la pie-mère qui enveloppait le bulbe, je trouvai quelques taches rouges très-apparentes, peu épaisses, auxquelles aboutissaient de petits vaisseaux rouges (voy. pl. III, fig. 1). L'examen microscopique ne me laissa aucun doute sur les lésions des corps striés et du pont de Varole; c'était un ramollissement rouge, autrement dit une destruction nécrobiotique de la substance cérébrale; quelques vaisseaux s'étaient déchirés, d'où de petits épanchements de sang. Dans les capillaires, je crus reconnaître en différents points les corpuscules purulents injectés (voy. pl. IV, fig. 2). Les taches rouges de la pie-mère me montraient jusqu'à l'évidence comment les choses s'étaient passées, et la manière dont les infarctus se formaient habituellement. J'ai déjà parlé de cette observation dans la première partie de ce travail, je n'y reviendrai donc pas. Il me suffira de rappeler que dans toutes ces taches, il y avait manifestement des capillaires rompus. Le sang épanché était mêlé de pus humain facile à distinguer du pus du chien. Les capillaires, d'abord simplement obstrués, avaient fini par se rompre sous les efforts que faisait, sur les bouchons, le sang cherchant à passer par les voies qui lui sont habituelles. Si, dans la substance cérébrale elle-même, les choses se passent comme je viens de le dire, on comprendra facilement la raison de la coloration rouge des foyers de ramollissement, et surtout du piqueté que présentent les surfaces de section et les surfaces libres de ces foyers. Le cerveau du chien dont il vient d'être question, a été dessiné ainsi que les taches hémorrhagiques de la pie-mère et les tubes vasculaires remplis de pus, trouvés dans ces foyers de ramollissement (voy. pl. III, fig. 1 et 3; pl. IV, fig. 2 et 10).

§ 1er.

D'après ce que nous venons de voir, on pourrait presque dire que le ramollissement rapide de la substance cérébrale n'est qu'un morcellement, qu'une fragmentation traumatique de cette substance, et qu'un semblable processus ne tient qu'aux propriétés physiques, de consistance et de dureté, de la masse cérébrale. Dans les cas d'oblitération d'un tronc considérable, le ramollissement n'a pas primitivement l'apparence que j'ai signalée. Il est plutôt blanc que rouge, ce qui est dû à ce qu'il n'y a pas ici rupture de vaisseaux, l'épaisseur des parois de l'artère résistant aux chocs continus du sang contre le bouchon qui lui barre le passage.

Le ramollissement, dans ce dernier cas, se fait principalement par défaut de nutrition, les éléments tombent en dégénérescence graisseuse. Au contraire dans le ramollissement pulpeux par embolies capillaires, il y a de plus déchirure des vaisseaux, épanchements de sang qui dissocient les parties environnantes, d'où primitivement une fragmentation de la substance cérébrale, qui ne passe qu'ultérieurement à la dégénérescence graisseuse. En d'autres termes, dans les ramollissements blancs, ou par anémie proprement dite, la dégénérescence graisseuse des éléments cellulaires et tubulaires est primitive; dans les ramollissements rouges, par embolies capillaires, la fragmentation ou déchirure de la substance nerveuse est le premier terme, la dégénérescence graisseuse, le second. Lorsque cette dernière survient, la coloration du foyer change d'abord par suite de la décomposition du sang épanché, et ensuite à cause de la dégénérescence des éléments, de là des ramollissements gris, jaunes etc., lesquels, à notre avis, ne sont jamais primitifs. De même, dans les foyers de ramollissement par anémie, primitivement blancs, des colorations plus foncées peuvent survenir par suite du mélange des produits inflammatoires voisins avec les détritus nécrobiotiques de la substance cérébrale.

Il est une autre espèce de ramollissement que j'ai eu l'occasion d'étudier en même temps que les transformations des caillots sanguins dans des organismes sains, et qu'il ne faut pas confondre avec les ramollissements rouges et blancs. Je veux parler des foyers qui surviennent à la suite de thrombose.

§ 2.

TROISIÈME SÉRIE D'EXPÉRIENCES.

Le 11 décembre 1866, je liai, sur un premier lapin de forte taille les jugulaires un peu au-dessus du sternum, et sur un deuxième lapin, je passai dans ces mêmes veines quatre épingles à un centimètre de distance l'une de l'autre, deux de chaque côté, pour obtenir des caillots veineux dans les sinus cérébraux et étudier les transformations successives de ces thromboses. Ces deux lapins succombèrent à peu près huit jours après l'opération, malheureusement trop tôt pour qu'on pût observer des modifications très-avancées des caillots; ils étaient en effet composés de globules rouges plus ou moins déformés, de globules blancs non altérés et de tractus fibrineux. La cause de mort n'était certainement pas l'inflammation de la tunique externe des veines, qu'il a été très-facile de constater, puisqu'elle était infiltrée de pus. J'ai donc dû chercher du côté du cerveau. Je trouvai chez le premier des lapins un œdème manifeste, un ramollissement de la partie antérieure et inférieure de l'hémisphère gauche, et une altération du même genre dans le corps strié du côté droit. Chez l'autre lapin, l'altération portait surtout sur l'hémisphère droit, dans sa partie moyenne et inférieure. Ces foyers n'étaient pas rouges et piquetés comme dans mes précédentes expériences, ni blancs comme dans les cas d'oblitération de gros troncs vasculaires. Ils se distinguaient des uns et des autres par une liquéfaction extraordinaire, la substance ramollie flottait en quelque sorte dans un sérum plus ou moins rougeâtre. La dissociation de la substance cérébrale, du reste très-peu altérée, devait tenir à une exsudation séreuse exagérée, produite par une augmentation de pression dans le système capillaire. Cet exsudat tenait en suspension quelques globules sanguins provenant de la déchirure de quelques capillaires, laquelle avait la même cause que l'exsudation elle-même.

§ 3.

Des diverses recherches que je viens d'exposer, il semble résulter la possibilité de diagnostiquer les ramollissements, quant à leur mode de production, dans les premiers temps de leur évolution, par l'étude des altérations macroscopiques et microscopiques des foyers. La confusion ou plutôt l'impossibilité du diagnostic ne commencera qu'au bout d'un certain temps, quand tout autour des foyers il se sera développé des processus inflammatoires qui enlèveront aux foyers leurs caractères primitifs.

Nous avons vu mourir, au service de M. le professeur Schützenberger, un individu portant une otite interne, chez lequel l'inflammation provoqua une thrombose du sinus latéral gauche, d'où des accidents nerveux très-intenses, convulsions épileptiformes, coma et mort. L'autopsie révéla à la base de l'hémisphère gauche, à la jonction du lobe antérieur et moyen, un ramollissement très-étendu et très-profond, ayant les mêmes caractères que ceux trouvés chez nos lapins : œdème considérable, sérosité sanguinolente, dissolution de la substance cérébrale en une espèce de bouillie jaunâtre. Le sinus latéral gauche était le siége d'une thrombose considérable, ainsi que les veines cérébrales supérieures, latérales et inférieures; la stase avait probablement commencé par les sinus pétreux.

Les ramollissements cérébraux, suites d'embolies, ou infarctus cérébraux, comme du reste les autres ramollissements mécaniques, ont des évolutions ultérieures variées; nous ne les étudierons pas ici, parce que nous n'avons ni faits cliniques ni expériences personnelles sur lesquels nous puissions nous baser. Nous ne pouvons affirmer qu'une chose, c'est que les foyers se modifient très-rapidement, comme nous l'avons déjà indiqué, si des phénomènes inflammatoires surviennent à l'entour des foyers, qui peuvent alors être considérés comme des corps étrangers que l'organisme cherche à éliminer. Il nous reste à dire ici que les lésions cérébrales dites *ramollissements inflammatoires* ou *par compression*, peuvent être rangées à côté des altérations de la substance nerveuse que nous venons de décrire, en tant que l'on ne considère que les résultats des processus. En effet, dans l'encéphalite, la substance cérébrale se trouve ramollie, détruite même par étranglement dans les faisceaux de la névroglie hypertrophiée ou suppurée. Dans l'un et l'autre cas, la destruction a lieu par défaut de nutrition : l'hypertrophie de la névroglie obstruant ou diminuant le calibre des vaisseaux, la suppuration dissociant les éléments nerveux, comme tout à l'heure l'excès de transsudation séreuse. On peut de la même manière considérer comme ramollissement les lésions de la substance cérébrale consécutives à la pression qu'exerce sur elle une tumeur solide ou liquide, car ici encore, la masse nerveuse se trouvera, d'un côté, privée d'une partie des sucs qui lui sont destinés, de l'autre, la circulation sera toujours plus ou moins entravée dans les parties qu'occupe la tumeur. Ainsi envisagés, les ramollissements inflammatoires et par compression doivent être conservés, car l'altération anatomique qui les caractérise se trouve toujours être l'effet immédiat d'un vice de nutrition par cause mécanique.

CHAPITRE III.

INFARCTUS MULTIPLES.

§ 1er.

Les injections de poussières dans le ventricule gauche n'ont pas uniquement pour effet de tuer subitement les animaux soumis aux expériences, par anémie cérébrale, ou plus lentement par altérations emboliques, ou infarctus du cerveau, du cervelet, de la moelle allongée. Elles peuvent ne produire aucun des accidents que nous venons de signaler, et avoir cependant des conséquences très-graves.

Nous allons successivement passer en revue les lésions des différents organes, en nous basant comme toujours sur l'expérimentation.

Comment et pourquoi il se fait, qu'en se servant du même procédé opératoire, on ait des lésions tantôt de tel organe, tantôt de tel autre, quelquefois de plusieurs simultanément, c'est ce que nous ne pourrions dire. Nous ignorons complétement les causes qui déterminent la migration des poussières du cœur vers tel ou tel point de la périphérie, plutôt que vers tel autre. Ni la clinique ni l'expérimentation n'ont pu nous éclairer sur ce point, nous ne pouvons qu'invoquer le hasard ; cela est si vrai que, pour avoir quelques spécimens complets, il faut un temps infiniment long et des expériences nombreuses. On en jugera par la relation des opérations ; cependant il nous semble que l'on peut éviter ou au moins rendre aussi légers que possible les accidents cérébraux si l'on a soin de mêler au sang une moindre quantité de poussières. Les lésions cérébrales nous paraissent aussi moins fréquentes dans les injections de produits organiques. C'est dans la série d'expériences que nous allons étudier, que nous avons surtout cherché à reproduire les accidents anatomiques et peut-être fonctionnels et cliniques que nous avons observés chez le malade qui fait l'objet de l'observation placée en tête de la seconde partie de notre travail.

QUATRIÈME SÉRIE D'EXPÉRIENCES.

PREMIÈRE EXPÉRIENCE.

J'injecte par la carotide droite, dans le ventricule gauche d'un lapin fort et vigoureux, 2 centimètres cubes de poussière fibrineuse en suspension dans 6 centimètres cubes d'eau distillée ; l'opération réussit complétement, sans que l'animal manifeste le moindre mouvement nerveux. Le lapin, détaché de la planche, remue facilement tous les membres, marche, mais refuse de courir. La seringue montre que toute l'injection a pénétré. Le lendemain matin, on remarque une certaine raideur du train postérieur, mais ce symptôme se dissipe le jour même au soir, car l'animal exécute très-facilement des mouvements avec ses pattes de derrière. Il mange très-peu, ne montre pas la voracité ordinaire de sa race ; il n'a pas de diarrhée ni de vomissements, mais son ventre est fortement ballonné. Deux jours après, l'animal meurt, ayant toujours le ventre très-gros et très-sonore. Je n'ai jamais remarqué chez lui aucun signe ni du côté de la respiration ni du côté du cœur. L'autopsie, faite immédiatement après la mort, montre, du côté du péritoine, des lésions manifestes. Sur plusieurs points des taches rouges presque hémorrhagiques tranchent sur la couleur normale de la séreuse. Dans le mésentère nous trouvons également quatre ecchymoses. Sur le péritoine viscéral au niveau du jejunum ou portion sus-ombilicale de l'intestin, existent deux taches hémorrhagiques. Ces taches varient pour la grosseur entre celle d'un petit pois et celle d'un haricot.

Le foie ne présente rien de particulier; la rate a deux points indurés, plus rouges que le reste de l'organe, et du volume d'un grain de blé. Les reins sont intacts. Dans la cavité thoracique, nous ne trouvons aucune altération. Les poumons, le cœur sont à l'état normal. Le cerveau et le cervelet paraissent sains, mais dans les enveloppes de la partie supérieure de la moelle, on découvre encore deux petites macules hémorrhagiques, analogues à celles que nous avons signalées chez le chien dont l'autopsie a été rapportée plus haut.

Pour étudier les lésions du péritoine, je détache un lambeau de cette membrane pour l'examiner à l'état sec. A l'état frais, ces taches sont composées de sang pur plus ou moins altéré, car les globules rouges sont déjà fortement ratatinés. Les capillaires sont distendus par de petits caillots formés de globules n'ayant plus leur forme normale. Il ne m'a pas été possible de retrouver les poussières injectées.

Dans les préparations sèches, on ne trouve pas d'altération dans la membrane elle-même. Nous considérons ces ecchymoses comme des infarctus péritonéaux. Dans la rate, les taches sont manifestement le résultat de ruptures, car, outre la grande quantité de globules rouges libres, on y voit des débris de tissu splénique. Nous pensons pouvoir rattacher toutes ces lésions à des altérations vasculaires produites par nos poussières. Dans les vaisseaux qui aboutissent aux taches des méninges, nous pouvons reconnaître des grains, qui ne peuvent être autres que ceux que nous avons injectés, ils n'en diffèrent que par le volume. Cette augmentation paraît être le résultat de l'imbibition.

DEUXIÈME EXPÉRIENCE.

Le 25 juillet 1867, un lapin de forte taille reçoit dans la carotide gauche une injection de poussières de charbon en suspension dans l'eau distillée. Il supporte bien l'opération, ne présente d'autres phénomènes qu'une légère augmentation de chaleur. Au bout de trois heures, le lapin reprend ses allures ordinaires ; on l'isole pour observer sa nourriture et ses matières fécales. Le lendemain et le surlendemain se passent bien.

Le 28, on s'aperçoit que le lapin ne mange guère, mais il n'a pas de diarrhée, le ventre paraît sensible, car lorsqu'on le presse, l'animal semble éprouver de la douleur, et cherche à fuir.

Le 28 au soir, le ventre se tuméfie, des signes de péritonite se manifestent, l'animal respire avec peine, reste couché, et a l'air de beaucoup souffrir; il ressemble aux lapins succombant de péritonite après l'extirpation de la rate. Le lendemain matin, on le trouve mort. Il avait vécu quatre jours, les deux premiers jours, sans avoir été malade; le troisième et le quatrième surtout, il avait donné des signes de péritonite.

L'autopsie ne révèle rien du côté des centres nerveux. La cavité thoracique ouverte nous montre dans le poumon gauche deux infarctus rouges de la grosseur d'une pièce de vingt centimes. Le cœur paraît normal. A l'ouverture de la cavité abdominale, on constate sur le péritoine un grand nombre de taches rouges ecchymotiques; l'intestin surtout est plaqué de semblables taches, du côté du cæcum nous trouvons une petite plaque noirâtre. En voulant l'examiner, nous déchirons l'intestin à son niveau.

Le péritoine renferme peu de liquide, mais il n'a plus sa surface polie, il ne présente cependant pas de dépôts fibrineux ou purulents. L'épithélium seul nous paraît abrasé, car on ne le trouve plus. Le microscope nous apprend que les taches sont réellement de petites hémorrhagies dans les tuniques intestinales et dans le stroma péritonéal. La plaque gangréneuse trouvée au cæcum est le dernier terme du processus dont le premier est représenté par les taches.

La rate présente trois infarctus. En examinant le sang dans les divisions de l'artère splénique et de l'artère mésentérique, on découvre très-facilement les grains de charbon. Le foie ne présente pas d'altération. Les reins paraissent sains; la vessie est fortement distendue par l'urine.

Le système nerveux n'est pas examiné.

TROISIÈME EXPÉRIENCE.

Le 11 juin 1867, j'injecte dans la carotide gauche d'un lapin 2 centimètres cubes de pus ; l'animal supporte bien l'opération. Détaché de la planche, il reste tranquille une demi-heure, puis se met à marcher en traînant quelque peu les pattes du côté droit. Il meurt pendant la nuit, après avoir vécu quelques heures à peine, car lorsqu'on le relève le lendemain matin il est froid et raide.

L'autopsie ne révèle rien du côté du système nerveux. Dans les poumons, on voit quelques infarctus ; le cœur présente une belle strie blanchâtre sur sa partie antérieure. Cette strie se subdivise en plusieurs faisceaux, elle n'est autre que l'artère coronaire antérieure remplie du pus injecté.

Le sang du cœur est encore mêlé de pus.

La cavité abdominale ne présente rien de particulier, si ce n'est quelques petites taches rouges sur les reins. Il nous est impossible de dire à quoi tenait cette pigmentation, car nous n'avons pu constater d'hémorrhagie. Les tubes rénaux ne présentent pas la moindre altération ; l'épithélium est sain ainsi que les glomérules de Malpighi.

Dans les cas que je viens de citer, j'ai toujours recherché avec soin s'il n'y avait pas de taches hémorrhagiques du côté de la peau et du tissu cellulaire; la chose est très-facile quand on dépèce l'animal. J'ai également recherché s'il n'y avait pas de lésions musculaires ou articulaires. Je n'ai rien trouvé de pareil dans les trois autopsies que je viens de citer.

QUATRIÈME EXPÉRIENCE.

Le 18 juin 1867, sur un lapin de forte taille, j'injecte de la matière cancéreuse en suspension dans de l'eau distillée, l'animal supporte très-bien l'opération, et ne présente pendant quelques jours aucun phénomène morbide grave ; seulement il n'a plus sa vivacité ordinaire, mange peu et a quelquefois des selles liquides. Il vit ainsi dix-huit jours.

A l'autopsie, je ne trouvai pas de lésions du côté du système nerveux, mais plusieurs infarctus jaunes ramollis dans les poumons (voy. pl. II, fig. 4).

Le cœur ne présentait pas d'altération.

La cavité abdominale ouverte, on trouve sur les faces du foie quelques petites taches jaune blanchâtre, et d'autres plus rouges et plus dures, ressemblant toutes à des granulations tuberculeuses ; on ne peut les énucléer (voy. pl. V, fig. 1 et 2). A l'incision, on reconnaît que la masse a une forme arrondie, et que toute la granulation n'a pas la grosseur d'un grain d'orge. La substance contenue dans l'intérieur est ramollie, mais non fluide ; avec la lame du scalpel on peut facilement l'enlever.

L'examen microscopique montre que ces granulations mollasses renferment des produits en voie de dégénérescence graisseuse, on n'y reconnaît plus de globules sanguins ni d'autres éléments ; une masse de granulations graisseuses et quelques éléments ressemblant à du vieux pus constituent la granulation dans toute son épaisseur. Le tissu circonvoisin ne paraît pas altéré. Les taches moins avancées renferment manifestement des éléments de sang, des globules ratatinés, des corpuscules pigmentaires, des cellules hépatiques faciles à reconnaître à cause de leur volume. En présence de ce foie, que je montrai à MM. les professeurs Stoltz, Michel et Morel, je ne pus hésiter entre le tubercule et l'infarctus plus ou moins ramolli; j'avais évidemment affaire à des abcès, à des produits d'embolies capillaires. La rate ne présentait pas d'altération, les reins étaient sains, ainsi que le tube digestif et le péritoine. Dans le poumon il fut facile de se convaincre de la nature des petits foyers : à côté des points ramollis, il y en avait d'autres moins avancés, où l'on pouvait reconnaître de petits foyers hémorrhagiques plus ou moins anciens (voy. pl. II, fig. 4).

CINQUIÈME EXPÉRIENCE.

Le 24 juin 1867, j'injecte dans la carotide droite d'un lapin bien portant les éléments d'un cancer fibro-plastique de la mamelle, enlevé à une femme, le matin même dans le service de chirurgie. L'animal supporte bien l'opération. Pas de troubles nerveux immédiats, sauf un peu de stupeur, qui a disparu le soir. L'animal, observé attentivement, montre au bout de trois à quatre jours des phénomènes pectoraux très-accentués; il tousse souvent, a une respiration rapide et ne mange presque pas. Pas de selles diarrhéiques. Ces phénomènes persistent jusqu'au 1er juillet; à ce moment l'animal paraît se remettre, la température d'abord à 42° redescend à 39°,5, l'appétit revient. Cet état relativement bon dure quatre jours; sauf la respiration extrêmement rapide, on dirait un animal bien portant, il marche et court très-facilement. Aucun œdème des extrémités, toutes les articulations sont libres. L'animal succombe dans la nuit du 3 au 4 juillet. On le trouve le matin raide et froid. L'autopsie est faite dans l'après-midi; elle révèle des lésions très-curieuses.

L'ouverture du thorax montre du côté droit un vaste épanchement pleurétique suppuré, le poumon correspondant est affaissé, carnifié en quelque sorte. Le liquide, examiné au microscope, est composé d'éléments purulents en voie de dégénérescence graisseuse et d'une multitude de granulations graisseuses libres que l'éther dissout très-vite. La plèvre est épaissie et présente sur certains points des plaques rouges paraissant le siége de suppuration. Du côté gauche peu d'épanchement, mais de même nature que celui du côté droit. Le poumon porte sept ou huit granulations jaunâtres, qui semblent franchement cancéreuses. A première vue, M. le professeur Michel et M. le professeur agrégé Bœckel pensent qu'il y a reproduction du cancer. Cependant l'examen microscopique nous démontre que nous n'avons nullement un tissu cancéreux sous les yeux, mais des éléments graisseux ressemblant à du vieux pus. Ce même poumon gauche renfermait encore des indurations moins avancées, où il fut facile de constater des débris de foyers apoplectiques plus ou moins anciens. Du côté du péritoine et de l'intestin, nous n'avons rien trouvé, mais le foie portait quatre granulations semblables à celles du poumon, que l'examen microscopique nous prouva être de même nature qu'elles. La rate et les reins étaient sains, ainsi que la peau, le tissu cellulaire, les muscles et les articulations. Le cerveau ne présentait pas d'altération sensible.

SIXIÈME EXPÉRIENCE.

Le 26 juillet 1867, j'injecte, à un chien de belle taille, 6 centimètres cubes de pus dans la carotide droite, en me servant d'une canule assez longue pour atteindre le cœur gauche. L'injection se fait très-facilement, mais lentement. Le chien a quelques accidents cérébraux immédiatement après l'opération, il fléchit sur le côté gauche et tout son corps se porte sur le côté droit; sa démarche est très-hésitante, il a l'air d'être hémiplégique. Il ne présente pas d'accidents graves du côté de la respiration. Le lendemain, l'animal paraît moins malade, il marche assez bien, a toujours de la faiblesse dans le côté gauche, mais remue parfaitement les membres de ce côté quand on arrête, en les liant l'un à l'autre, les membres du côté droit. Il mange assez bien, ne manifeste pas beaucoup de souffrance. Pas de selles liquides. Cet état se maintient pendant sept jours; le huitième, l'animal est pris subitement de convulsions et meurt dans des accès tétaniformes.

L'autopsie révèle un ramollissement du corps strié du côté droit, analogue à peu près à celui du chien signalé plus haut; le ventricule moyen est rempli de sang presque pur. L'hémorrhagie qui a mis fin à la vie de l'animal, procède très-probablement de la déchirure de la partie ramollie du corps strié. Ce ramollissement est caractérisé par une dissociation des éléments nerveux, et par leur état de dégénérescence graisseuse.

Malgré la découverte de ces lésions encéphaliques, nous continuons l'autopsie avec le plus grand soin; nous ne trouvons rien du côté du cœur ni des poumons. Les intestins, le foie, la rate, le péritoine n'offrent aucune altération. Les reins présentent à leur surface des taches blanchâtres assez irrégulières quant à leur forme. L'incision sur la partie médiane nous montre des taches semblables sur la surface de section. Nous avons fait dessiner ce rein par M. Deville avant de procéder à un examen ultérieur (voy. pl. II, fig. 2). Celui-ci nous a fait constater des abcès rénaux, contenant du pus en voie de dégénérescence graisseuse. Ces altérations se trouvaient dans le rein droit, celles du rein gauche étaient moins avancées, on y voyait à peine quelques suffusions sanguines. Ce rein gauche servit à M. Gross, interne, pour des expériences d'injection des tubes urinifères. La vessie était remplie de liquide, nous pensâmes donc à contrôler les assertions de ceux qui veulent que l'urine d'un rein plein d'infarctus soit albumineuse; ni la chaleur ni l'acide azotique ne donnèrent de précipité d'albumine.

Les muscles, la peau, le tissu cellulaire, les articulations ne présentèrent aucune altération pouvant se constater à l'œil nu ou au microscope.

SEPTIÈME EXPÉRIENCE.

J'injecte, dans la carotide d'un lapin vigoureux, 3 centimètres cubes d'un pus louable pris sur un individu opéré par nous de panaris. L'opération est faite le 10 juin 1867; elle s'accomplit très-facilement et ne détermine pas d'accidents immédiats. L'animal vit dix jours sans présenter de phénomènes saillants. L'autopsie faite avec grand soin ne révèle rien du côté du système nerveux, ni du thorax, ni de l'abdomen, si ce n'est dans les reins, où l'on trouve des infarctus à différentes périodes. Dans le rein gauche, trois taches rouges triangulaires ressemblent sur la surface de section à des cônes dont le sommet est dirigé vers le hile; leur grosseur ne dépasse pas celle d'un grain de riz. Leur composition histologique est celle d'un petit foyer apoplectique à globules de sang ratatinés et à débris du tissu glandulaire, représentés par des tronçons de tubes rénaux encore tapissés de leur épithélium; mais ce dernier est en voie de dégénérescence graisseuse. Dans le rein droit, nous constatons deux indurations d'un jaune rougeâtre, semblables pour la forme et la grosseur à celles du rein gauche, et une troisième granulation plus mollasse, remplie d'un liquide puriforme, qui n'est composé que de détritus graisseux, de pus, de globules sanguins, et d'épithéliums rénaux. En examinant les muscles et le tissu cellulaire sous-cutané, nous découvrons, sur la cuisse gauche, un point de la grandeur d'une pièce de cinquante centimes, ressemblant à une plaque de suppuration, et entouré d'un cercle inflammatoire manifeste. L'examen histologique y révèle des détritus gangréneux de tissu cellulaire et du pus en voie de dégénérescence graisseuse. Sous l'épaule droite, nous notons une ecchymose très-forte, livide, renfermant des globules sanguins libres, plus ou moins altérés, et des granulations que nous supposons être de la fibrine. Nous n'hésitons pas à rattacher toutes ces lésions à des embolies capillaires. La tache ecchymotique de l'épaule est évidemment le premier terme de la lésion, dont le foyer de la cuisse est le dernier.

Cette observation est la seule que nous possédions, où des embolies capillaires aient déterminé des lésions cutanées et sous-cutanées. Jusqu'à présent nous n'avons absolument rien obtenu du côté des muscles ni des articulations.

HUITIÈME EXPÉRIENCE.

Un lapin adulte, de belle venue, est soumis à une injection de produits cancéreux dans le ventricule par la carotide gauche, le 27 juin 1867 ; l'animal supporte bien l'opération. Sauf un peu d'embarras dans la marche, nous n'observons rien de particulier.

Les éléments cancéreux étaient de grandes cellules de forme irrégulière, à noyaux très-distincts. Une plaque de ce tissu fut conservée pour servir de terme de comparaison.

Le lapin resta en apparence bien portant pendant quatre jours ; le cinquième, il perdit l'appétit, cessa de manger et fut pris de diarrhée. Cet état dura huit jours, pendant lesquels l'animal maigrit considérablement. Il succomba à peu près quinze jours après l'opération.

L'autopsie fut faite immédiatement après la mort. Les masses nerveuses ne présentèrent pas d'altérations sensibles, l'animal du reste n'avait jamais manifesté de symptômes nerveux ; mais l'ouverture du thorax montra une affection pleurale évidente. La plèvre gauche était considérablement épaissie sur certains points de sa lame pariétale ; en la détachant avec soin, on trouva, dans deux espaces intercostaux, des abcès, ou du moins des tumeurs fluctuantes de la grosseur d'un haricot. Ces tumeurs occupaient, l'une le quatrième, l'autre le septième espace intercostal. L'examen microscopique fit reconnaître dans ces tumeurs un liquide puriforme composé de granulations graisseuses, de graisse libre et d'éléments purulents chargés de graisse. Il nous fut impossible de retrouver les éléments injectés. Dans le poumon correspondant, le poumon gauche, on trouva trois infarctus durs, jaunâtres, rappelant assez bien, par leurs caractères physiques, les nodosités carcinomateuses, mais le microscope ne confirma pas les soupçons de reproduction de cancer.

Nous n'avons rien trouvé dans le poumon droit. Les organes abdominaux étaient sains, sauf la rate, qui présentait trois infarctus, et les reins qui portaient cinq ou six petites taches ecchymotiques, mais pas d'infarctus véritables.

La peau, le tissu cellulaire, les articulations étaient libres.

§ 2.

D'après les observations qui précèdent, on voit que nous sommes arrivé à reproduire des infarctus à peu près dans tous les organes; ce n'est que dans les muscles et dans les articulations que nous n'avons rien obtenu. Pensant que nos poussières n'arrivaient que très-difficilement à la périphérie, nous avons cherché à modifier notre mode opératoire, et à rapprocher le lieu d'injection des parties où nous voulions étudier l'effet des embolies capillaires. Nous avons pensé à injecter dans le bout périphérique de l'artère crurale.

CINQUIÈME SÉRIE D'EXPÉRIENCES.

PREMIÈRE EXPÉRIENCE.

Dans une première expérience d'essai, nous avons procédé de la manière suivante :

Le lapin convenablement placé, nous mettons à nu l'artère crurale à la base du triangle de Scarpa. Nous engageons dans l'artère un trocart que nous retirons aussitôt la piqûre faite, pour ne laisser que la canule; nous l'enfonçons d'un centimètre environ et la fixons au moyen d'une ligature. L'injection faite, on ferme l'artère. Nous avons pu ainsi envoyer des grains de fibrine dans tout le membre, et nous en avons retrouvé dans les muscles de la cuisse, et même de la jambe, du lapin qui fut sacrifié immédiatement après l'opération.

DEUXIÈME EXPÉRIENCE.

Dans une deuxième expérience, où nous avons opéré de la même manière, nous avons laissé vivre le lapin. Il ne présenta, après l'opération, qu'une marche gênée par suite d'une semi-paralysie de la jambe qui avait reçu l'injection. L'animal resta bien portant pendant plusieurs jours ; le cinquième ou le sixième, on trouva sur la jambe opérée, des tuméfactions que, pour leur siége, on aurait pu prendre pour des tumeurs articulaires ; elles étaient très-douloureuses et embarrassaient fort la marche de l'animal. Le douzième jour, il succomba ; il présentait à ce moment un gonflement œdémateux de toute la jambe. La peau enlevée, on put constater que tout le tissu sous-cutané était infiltré d'une sérosité claire ; les muscles du lapin, ordinairement blancs, présentaient, en divers points, des taches brunâtres ; le muscle crural notamment offrait cette coloration dans presque toute son étendue. Autour des articulations, l'œdème était plus considérable encore. Dans les articles, on pouvait facilement constater des altérations de la synovie, qui était plus abondante et trouble, et un changement notable de l'aspect des surfaces articulaires, qui n'étaient plus aussi transparentes qu'à l'état normal. Au microscope, on put s'assurer qu'il y avait, dans les capillaires, des stases, les globules étant déformés ; sur quelques points, et surtout dans les muscles, il y avait des ruptures de vaisseaux ; enfin, dans les articulations, un liquide tenant en suspension des éléments purulents incomplets ou graisseux ; les cartilages étaient en voie de dégénérescence graisseuse manifeste.

TROISIÈME EXPÉRIENCE.

En voyant ces lésions, je crus pouvoir les attribuer à mes poussières, devenues le point de départ d'infarctus et d'inflammation des tissus situés autour des infarctus ; mais une objection capitale me vint à l'esprit, et je me demandai si tous les désordres que j'avais sous les yeux ne seraient pas le résultat de la ligature de l'artère crurale : ce qui me fit surtout admettre cette hypothèse, ce fut l'œdème considérable du membre. Pour résoudre la question et dissiper mes doutes, je liai purement et simplement l'artère crurale à un autre lapin sans lui faire d'injection. L'animal vécut dix jours, présenta à peu près les mêmes symptômes que le précédent : faiblesse du membre, douleur, œdème. Mais, à l'autopsie, je trouvai les muscles avec leur coloration normale, les articulations saines ; cependant le tissu cellulaire était infiltré d'une sérosité purulente et menaçait de tomber en gangrène. Cette expérience me fit renoncer aux injections directes de la crurale avec ligature d'artère.

QUATRIÈME ET CINQUIÈME EXPÉRIENCES.

Pour éviter l'oblitération complète du principal vaisseau du membre, je songeai à une simple compression de quelques minutes avec un presse-artères, pensant ainsi obvier aux inconvénients de la ligature. Je fis deux expériences, toujours avec de la poussière de fibrine, sur deux lapins auxquels je comprimai l'artère pendant cinq minutes. Chez l'un des animaux, le sang ne coulait plus par la plaie au bout de ce temps et je pus réunir les bords de la solution de continuité de la peau. Chez l'autre lapin, je fus obligé de laisser l'instrument compresseur pendant quinze minutes, je terminai ensuite l'opération comme chez le premier.

Le lendemain matin, ce dernier lapin était mort d'hémorrhagie; le premier vivait; je n'examinai pas la plaie, de peur de la rouvrir. L'autopsie du lapin qui venait de mourir, ne fournit pas de grands résultats ; je retrouvai les poussières dans le sang, dans différents muscles. Le premier lapin guérit rapidement de sa blessure, sans que l'artère se soit oblitérée. Je le sacrifiai quinze jours après l'opération. La peau enlevée, je trouvai les pièces dans l'état que montre le dessin (voy. pl. III, fig. 4). L'artère et la veine crurales étaient parfaitement intactes, mais au niveau du tiers supérieur et du tiers inférieur de la cuisse, je trouvai dans les muscles qui longent l'artère, deux indurations brunâtres de près d'un centimètre d'épaisseur. Ces indurations ressortaient parfaitement sur la couleur blanche des adducteurs dans lesquels elles étaient placées. A l'œil nu, ces deux indurations ressemblaient à des noyaux parfaitement circonscrits, de la grosseur et de la forme d'un gros haricot. Leur couleur rappelait celle de l'acajou, notre dessin la reproduit du reste très-exactement (voy. pl. III, fig. 4). En examinant au microscope, il nous fut facile de nous apercevoir que nous avions là des foyers hémorrhagiques assez anciens, avec déchirure de fibres musculaires; on y trouvait, en effet, des traces de fibres plus ou moins graisseuses, des globules sanguins ratatinés, de la matière colorante en grains et de la fibrine granuleuse. Il n'y avait pas de traces d'inflammation autour de ces noyaux. Dans l'articulation du genou, nous n'avons rien trouvé, les cartilages étaient parfaitement sains et la synovie très-claire; il en était de même pour toutes les articulations du pied.

SIXIÈME EXPÉRIENCE.

Chez un autre lapin, où nous avons réussi à empêcher l'hémorrhagie sans lier l'artère, nous avons trouvé des lésions plus accentuées encore que dans ce dernier cas. Notre planche reproduit la pièce dont il s'agit (voy. pl. III, fig. 5). L'artère était perméable dans toute son étendue; un infarctus musculaire fut trouvé dans l'adducteur inférieur; nous l'avons divisé par un coup de bistouri, pour faire bien juger de son épaisseur et de sa grosseur, qui ne dépassaient pas celles d'un noyau de cerise (voy. pl. III, fig. 4 et 5). Le muscle crural, c'est-à-dire celui qui chez le lapin est directement appliqué sur le fémur, était presque farci d'infarctus par suite d'hémorrhagies interstitielles multiples dont il était le siége, les fibres étaient infiltrées de sang. Les surfaces articulaires du genou avaient perdu leur transparence, et le microscope y démontra la dégénérescence graisseuse des cartilages. La synovie était opaque et en quantité exagérée; elle ressemblait bien plus à du lait qu'à du pus; en effet, on y trouva des débris d'éléments graisseux et de la graisse libre en grande abondance. Tout autour des articulations de la patte, on put constater le même liquide graisseux et la même dégénérescence des surfaces articulaires.

A l'entour des infarctus, les fibres musculaires montraient un grand nombre de granulations, les stries transversales avaient disparu. Ces fibres paraissaient remplies d'une substance pulvérulente, qui n'était certes pas nos poussières injectées, mais un commencement de fonte de la substance musculaire elle-même. Dans le muscle crural, les fibres déchirées présentaient aussi des altérations manifestes de la substance musculaire proprement dite.

§ 3.

Les résultats que je venais d'obtenir ne me laissèrent aucun doute sur la posssibilité des infarctus dans les muscles, la peau et les articulations, sur leur mode de production et sur l'évolution qu'ils devaient nécessairement parcourir. La lésion des muscles me frappa surtout, parce que l'on pouvait en rapprocher les lésions signalées dans les fièvres graves, et se demander si les altérations musculaires si singulières observées d'abord par Zencker dans la fièvre typhoïde, et depuis par plusieurs observateurs dans toutes les fièvres graves, ne seraient pas le résultat d'embolies capillaires, de même que les abcès qu'on trouve si fréquemment dans ces maladies, au milieu des masses musculaires, et qui sont manifestement liés à des hémorrhagies.

Pour établir mieux encore la possibilité des lésions musculaires et articulaires, nous avons de rechef varié notre mode opératoire. Nous avons cherché à produire des infarctus du côté opposé à l'injection, en poussant les poussières dans le sens du cœur jusque dans la partie inférieure de l'aorte, au moyen d'une canule suffisamment longue. Nous avons ainsi suivi, en le modifiant, le procédé employé par Cohn, Panum, Prévost et Cotard pour obtenir des infarctus dans les viscères abdominaux. Nous avons répété ces expériences bien des fois, mais avec moins de succès que les auteurs que nous venons de citer; nous avons cependant obtenu quelques beaux résultats, que nous signalerons.

En employant une canule longue de 6 à 7 centimètres, on peut en quelque sorte diriger les poussières où l'on veut, et l'on n'a pas besoin de déployer autant de force qu'avec les canules courtes, au moyen desquelles on est obligé de vaincre la résistance de la colonne sanguine qui s'étend du cœur jusqu'au niveau du point d'injection. Pour envoyer des poussières dans la jambe droite, par exemple, il suffira de choisir une canule suffisante pour atteindre la division inférieure de l'aorte; quand on fait alors l'injection lentement, le torrent sanguin de droite, qui descend dans l'artère iliaque primitive droite, entraînera petit à petit les poussières, qui iront oblitérer les capillaires terminant ce gros tronc à la périphérie. Malheureusement, nous n'avons pu opérer d'abord que sur des lapins, où les artères sont très-minces; aussi avons-nous eu, à plusieurs reprises, des hémorrhagies qui ont tué les animaux pendant ou immédiatement après l'opération.

SIXIÈME SÉRIE D'EXPÉRIENCES.

PREMIÈRE ET DEUXIÈME EXPÉRIENCES.

Deux fois cependant, nous avons obtenu de cette façon des infarctus musculaires très-distincts. Chez l'un des lapins que nous venons de mentionner, il y eut suppuration du tissu cellulaire de la jambe au niveau de l'articulation du genou, et des ecchymoses sur plusieurs points de celle-ci, autrement dit des infarctus du tissu cellulaire sous-cutané à des périodes plus ou moins avancées. Chez l'autre, les articulations présentaient des lésions évidentes, dégénérescence graisseuse des cartilages et trouble lactiforme de la synovie augmentée.

Chez les chiens, l'opération se fait avec bien plus de succès ; témoin les deux observations suivantes :

TROISIÈME EXPÉRIENCE.

Le 15 septembre 1867, à deux heures de l'après-midi, j'injecte à un chien, par la crurale droite, des poussières de charbon dans le tronçon inférieur de l'aorte; la canule fut enfoncée environ à la profondeur de 12 centimètres, de sorte que son extrémité supérieure devait atteindre, d'après mon calcul, la hauteur des artères rénales. L'injection faite, je lie l'artère, et je détache l'animal. Il ne jette pas le moindre cri, mais il se trouve dans l'impossibilité de se servir de la jambe postérieure droite, la gauche traîne légèrement. Au bout de dix minutes, la jambe gauche se paralyse à son tour, l'animal ne peut plus avancer que lentement, en se traînant sur le train postérieur. Cette paralysie subite paraît tenir pour le côté droit à la ligature de l'artère, pour le côté gauche à l'oblitération des vaisseaux fournis par l'iliaque primitive gauche. Peut-être y avait-il pénétration des poussières dans les artères de la moelle; car on sait que les artères lombaires vont renforcer les artères spinales antérieures et postérieures. Une demi-heure environ après l'opération, le chien fut pris d'une diarrhée très-abondante, et le soir, il rendit par le rectum une grande quantité de sang à peu près pur. Je songeai à une rupture vasculaire de l'intestin. Du côté du cœur et de la respiration, pas de lésions fonctionnelles. L'animal, quoique triste, mange de bon appétit, il ne paraît pas souffrir. Le lendemain matin, il est plus malade, il ne mange plus, mais boit beaucoup, il a toujours des selles liquides et sanguinolentes; quand on l'appelle, il ne répond pas, le ventre paraît douloureux, la palpation de cette région lui arrache des gémissements. Pas de vomissements; les battements du cœur sont accélérés; la paralysie du train postérieur est complète et ne permet plus à l'animal de se tenir debout. Quand on le relève, il tombe toujours à droite ou à gauche. Le soir, on trouve l'animal à l'agonie; le lendemain matin 17 septembre, il était mort.

L'autopsie fut faite avec le plus grand soin avec l'aide de M. Keller; elle nous montra d'abord que nos poussières n'étaient pas arrivées jusqu'au tronc cœliaque, car le foie, la rate et l'estomac ne présentaient aucune lésion macroscopique ou microscopique. Le rein gauche portait un très-bel infarctus dans la substance corticale de la partie supérieure de la glande: c'était une tache rouge de la grosseur d'un petit pois, entourée d'une aréole blanchâtre de quelques millimètres d'étendue (voy. pl. II, fig. 3). Dans ce petit foyer, on trouve du sang épanché, de la poussière de charbon et quelques tronçons de tubes rénaux, non encore altérés quant à leur épithélium. On trouva également des poussières de charbon dans presque toutes les divisions de l'artère rénale (voy. pl. VII, fig. 1).

L'examen du tube digestif nous démontra que la partie inférieure du gros intestin présentait un ramollissement des tuniques très-considérable, d'une étendue de 4 à 5 centimètres; plus bas, ce même intestin portait trois taches ecchymotiques de la grandeur d'une monnaie de cinquante centimes (voy. pl. V, fig. 4). L'examen de cette pièce nous apprit qu'au niveau du grand foyer, il y avait infiltration de sang ; l'artère correspondante était en effet gorgée de poussières, ainsi que les artérioles des tuniques (voy. pl. V, fig. 4 et pl. VII, fig. 3), d'où des déchirures et des hémorrhagies dans l'épaisseur même et à la surface de la muqueuse. Au niveau des taches ecchymotiques, la lésion ne pénétrait pas jusqu'à la muqueuse, mais s'arrêtait et se limitait à la tunique péritonéale, dont les petits vaisseaux étaient aussi remplis de charbon (voy. pl. VI, fig. 4). La vessie portait quatre taches ecchymotiques semblables à celles de l'intestin ; la verge, disséquée avec soin, montrait que, même dans le gland, il y avait par ci, par là, des artérioles renfermant des parcelles charbonneuses. La dissection attentive des artères de la jambe montra des poussières dans la plupart des artérioles. Dans les muscles, on vit, à l'œil nu, des points noirs, qui n'étaient que des blocs de charbon oblitérant les vaisseaux. Nous ne retrouvâmes pas de poussières dans les veines ; il n'y avait donc pas eu passage à travers les capillaires, ni transport vers le poumon.

Le canal rachidien est ensuite ouvert, nous mettons à nu la moelle qui est en apparence intacte ; mais en l'examinant plus attentivement, on découvre des parcelles de charbon dans les artères spinales. Nous avons fait dessiner des artérioles contenant de ces poussières (voy. pl. VI, fig. 3). Si le chien eût vécu quelques jours de plus, il est probable qu'on aurait constaté des ramollissements.

Cette expérience montre bien que les poussières de charbon ont été entraînées dans toutes les directions, qu'elles ont déterminé tantôt des obstructions simples, tantôt des hémorrhagies ; elle nous apprend de plus que si le chien avait vécu plus longtemps, il aurait eu des abcès sur tous les points du corps, absolument comme le lapin qui fait le sujet de l'observation précédente.

Nous voyons enfin qu'à l'aide des canules dont nous nous servons, on peut diriger, pour ainsi dire à volonté, les matières d'injection dans les différentes parties du corps.

QUATRIÈME EXPÉRIENCE.

Nous répétons l'expérience sur un autre chien, mais en employant une moindre quantité de charbon, pour éviter les accumulations dans les gros troncs et pour obtenir des lésions capillaires plus accentuées que dans le cas précédent. L'opération terminée, nous constatons les mêmes signes de paralysie : le train postérieur se prend de plus en plus, et au bout d'une heure, l'animal ne se tient plus que sur les pattes de devant. Le chien étant plus grand que le premier, la canule n'atteint pas la région rénale, mais dépasse certainement l'origine de la mésentérique inférieure. L'animal ne donne pas de signes de douleur ; il mange et boit presque aussitôt après l'opération. Il meurt après quarante-six heures.

L'autopsie, faite immédiatement après la mort, montre qu'effectivement la canule n'avait pas pénétré jusqu'aux artères rénales ; les reins, le foie, la rate et le tube digestif étaient sains.

Les muscles du membre gauche, opposé à la ligature, sont intacts en apparence, mais un grand nombre d'artérioles sont oblitérées (voy. pl. VII, fig. 4) ; dans les fessiers, nous découvrons cinq ou six foyers hémorrhagiques tenant à des ruptures de capillaires ; dans la synoviale de l'articulation du genou gauche, nous trouvons aussi les vaisseaux oblitérés totalement ou partiellement par du charbon. Nous avons fait dessiner une artériole trouvée dans ce tissu adipeux qui double la synoviale, elle est remplie de petits blocs charbonneux (voy. pl. VI, fig. 2). Les principales lésions furent trouvées du côté de la moelle : sur le renflement lombaire, trois petits foyers rouges caractérisés par des déchirures de capillaires, des hémorrhagies interstitielles et des dilacérations de la substance nerveuse (voy. pl. III, fig. 6). Ces foyers étaient en tout semblables au ramollissement du corps strié qui se trouve représenté dans les planches. Nous avons trouvé de la poussière charbonneuse jusque dans les petits vaisseaux qui rampent entre les différents cordons constituant la queue de cheval.

Nous avons cherché les poussières, mais sans succès, dans le sang veineux, les capillaires ne se laissant pas traverser par elles à cause de leur volume.

Cette observation démontre, comme la précédente, que la migration des éléments étrangers introduits dans le sang se fait avec la plus grande facilité, qu'elle détermine des lésions anatomiques qui sont à peu près toujours les mêmes et que nous appelons des *infarctus*.

§ 4.

En présence de cette série d'expériences, il serait difficile de ne pas admettre l'explication que nous avons donnée des phénomènes anatomo-pathologiques observés chez le brossier dont nous avons fait l'histoire en tête de ce chapitre. Nous avons reproduit très-exactement, sur les animaux, les lésions, même articulaires, signalées dans l'autopsie; nous ne doutons donc pas un instant que nous n'ayons eu affaire à des altérations emboliques, comme du reste le microscope l'avait déjà fait entrevoir, et nous pensons qu'il en est très-probablement de même dans tous les rhumatismes dits *suppurés*. M. le docteur Hue, dans une thèse soutenue à Strasbourg en août 1867, a parfaitement traité cette question du rhumatisme suppuré, en se basant sur les observations expérimentales que nous lui avions fournies pour la critique savante qu'il fait des observations connues dans la science et intitulées : *Rhumatisme articulaire suppuré*.

Nous trouvons la plupart de nos résultats dans une observation de Frerichs citée dans la thèse de M. Herrmann, de Strasbourg, 1864; nous la rapportons pour montrer mieux encore le rôle important des embolies capillaires et faire ressortir la nature des lésions que les migrations pulvérulentes entraînent après elles.

CLINIQUE MÉDICALE DE BERLIN.

Professeur Frerichs, 1er décembre 1860.

Une femme accouche il y a trois semaines ; le lendemain de l'accouchement survient un frisson qui s'est répété à plusieurs reprises, s'accompagnant de vives douleurs dans l'hypochondre gauche. A l'examen, on constate un teint anémique, plombé ; pouls 80, température 36°,7 le soir 38°. Thorax normal, respiration précipitée. Le cœur, non augmenté de volume, bat dans le cinquième espace, à un travers de doigt en dehors de la ligne mamillaire ; souffles systolique et diastolique à la pointe ; souffle systolique dans les artères ; matité splénique très-étendue ; abdomen insensible à la pression ; l'utérus rétracté paraît être le siége d'un travail pathologique.

Frerichs diagnostique une endocardite, antérieure peut-être à la puerpéralité, d'où seraient partis des corps qui auraient été former des embolies dans l'artère splénique ; il en serait résulté des infarctus, auxquels seraient à rapporter les douleurs dans l'hypochondre gauche et le volume de la rate ; les frissons intermittents observés dans le cours de la maladie, font présumer la suppuration de ces foyers. Frerichs a vu un cas semblable se terminer par une péritonite suraiguë, suite de la perforation de la membrane péritonéale par un de ces abcès spléniques.

Dans le cas qui nous occupe, le diagnostic fut confirmé par l'autopsie. Quant à l'affection cardiaque, elle était un cas assez rare pour que nous croyions intéressant de relater ici les résultats de l'examen microscopique : affection anévrysmale occupant le point de conjonction (septum) de la valvule mitrale et des valvules sigmoïdes, perforation du septum, communication entre le ventricule droit et le ventricule gauche. L'endocarde qui recouvre le septum ainsi que les valvules sigmoïdes, était le siége de lésions profondes se rapportant évidemment à un processus morbide en voie d'évolution, et dont le caractère prédominant est de nature destructive : opacité, épaississement considérable, surface inégale, rugueuse, présentant çà et là de véritables pertes de substance apparaissant comme des dépressions à bords inégaux, et allant dans la partie membraneuse jusqu'à perforation (valvules sigmoïdes et septum). Sur cette surface altérée se trouvent à demi-détachées des portions de tissu nécrosé, mélangées de dépôts fibrineux et formant des masses friables, faciles à enlever. Virchow donne à ce processus le nom de *diphthéritique*. Pour lui, en effet, la diphthérite est essentiellement caractérisée par un travail morbide spécial : exsudations fibrineuses à la surface épithéliale, et surtout prolifération et mortification rapide des éléments du tissu connectif sous-épithélial.

Dans le ventricule droit apparaissent deux masses piriformes, thromboses, qui s'insèrent aux bords de la perforation. La cloison perforée entre les ventricules fait saillie vers l'oreillette, où elle porte une surface irrégulière, probablement se rapportant à une thrombose détachée. Les valvules aortiques sont aussi anévrysmatiques et présentent des ruptures nombreuses, conséquence, comme pour la cloison, d'un processus ulcéreux (endocardite diphthéritique, embolies dans tout le système artériel).

Il y avait pleurite, métastatique ; mais cette affection n'était que consécutive à celle du poumon, qui consistait en un certain nombre de foyers plus ou moins grands, parmi lesquels un conique, dont la partie centrale présentait les signes de l'infarctus hémorrhagique, et dont la périphérie était en voie de suppuration.

Dans la rate, adhérente aux parties environnantes, se trouve à la partie inférieure un infarctus étendu, dans lequel on distingue une masse centrale libre, de couleur brunâtre (restes nécrosés de l'ancien infarctus hémorrhagique), autour de laquelle s'est développée une suppuration éliminatrice. Les particules emboliques provenant du cœur, ont pu être reconnues dans les artères et artérioles des organes malades. Le poumon, dans ce cas, s'est trouvé le siége d'infarctus à cause de la rupture de la cloison, autrement nous n'aurions pas eu d'infarctus par l'artère pulmonaire, mais peut-être par les artères bronchiques.

§ 5.

Cette observation est en tout semblable à celle des lapins cités dans nos expériences, qui eurent, l'un une pleurite métastatique, l'autre une pleurite par suite de rupture d'abcès pulmonaires survenus à la suite d'une injection de poussières cancéreuses dans le cœur gauche. Les expériences que nous invoquons sont la démonstration rigoureuse de la possibilité des migrations que nous cherchons à établir pour le moment, et de l'identité des lésions emboliques secondaires, quelle que soit du reste la nature de l'embolie. Bien loin de moi la pensée de repousser d'une manière absolue l'influence de l'embolus organique sur l'évolution ultérieure de l'infarctus ; cependant le doute est permis, car je crois, de par les expériences que j'ai eu l'honneur de faire avec M. le professeur Coze en 1866, et que nous avons continuées en 1867, que des liquides septiques bien filtrés, injectés à des animaux sains, déterminent la mort par intoxication sans localisation précise, sans infarctus et sans abcès métastatiques proprement dits. L'évolution anomale des infarctus me ferait donc plutôt pencher, comme je l'ai dit, vers une propriété septique des liquides de suspension que vers une spécificité des embolies.

§ 6.

La série d'expérimentations qui précède, démontre jusqu'à l'évidence que l'on peut déterminer des accidents emboliques dans tous les organes. Nous venons en effet de faire voir des infarctus dans les viscères, même dans la moelle, et des arrêts de la circulation dans les synoviales, les muqueuses, la peau et les séreuses. Nous avons pu établir que les lésions que nous avions sous les yeux dépendaient bien d'embolies capillaires produites par des poussières retrouvées dans les artérioles et les capillaires.

Grâce à la méthode d'injection de poussières colorées, tout le monde peut distinguer les arrêts de circulation sans longue étude préalable du microscope. Il n'en est plus de même quand on se sert de poussières organiques comme corps obturants. L'étude devient alors plus pénible, car les corpuscules de pus, de fibrine, de cancer, de tubercule, pénètrent plus avant dans les organes, et sont souvent difficiles à retrouver et à distinguer d'avec les produits des altérations que leur présence détermine dans les tissus.

Si les animaux succombent rapidement après les opérations d'injection, la recherche des poussières organiques est assez facile dans le sang et les infarctus. Il est loin d'en être ainsi quand les modifications des tissus résultant de l'embolie ne sont plus au premier degré ; en ce cas, il faut souvent se contenter de l'altération du sang, des lésions déterminantes et de l'infarctus lui-même, qui est la caractéristique, le critérium de l'embolie.

Les infarctus capillaires ont partout la même physionomie, nous en avons déjà parlé à propos des embolies du système pulmonaire; nous pouvons ici nous contenter de signaler rapidement les principaux traits qui les caractérisent dans les autres organes. Nous dirons simplement qu'il ressort des expériences consignées plus haut que tout infarctus, ayant pour point de départ une embolie capillaire, est au début un petit foyer hémorrhagique dans lequel on trouve, outre le sang épanché, des tronçons de l'organe qui en est le siége, et les éléments obturateurs.

Dans les membranes séreuses, les muqueuses et la peau, l'infarctus se révèle par une simple tache plus ou moins rouge et plus ou moins épaisse, due à une infiltration sanguine très-limitée, et à la présence de la matière qui a déterminé l'oblitération et la rupture des capillaires. Ce fait découle de la plupart de nos expériences. Nous l'avons particulièrement signalé dans les infarctus des méninges, du péritoine, du tissu cellulaire sous-cutané, des synoviales, de la muqueuse intestinale (voy. pl. III, fig. 1; pl. V, fig. 6). Ultérieurement, ces taches suppureront, donneront lieu à des ulcérations, ou bien elles se résorberont. La résorption n'est possible que dans les cas où l'infarctus n'est pas le résultat d'une poussière inorganique.

Dans les tissus mous, comme l'encéphale, la moelle, l'infarctus se marque par des foyers de ramollissement rouge, dus, d'une part, à des épanchements de sang très-petits, d'autre part, à la fragmentation de la substance nerveuse et à des tronçons de capillaires remplis de la substance injectée (voy. pl. III, fig. 3).

Dans les organes à texture plus serrée, comme le foie, la rate, le rein, l'infarctus sera représenté par un noyau rouge foncé plus ou moins dense, à forme conique ou circulaire, composé de débris glandulaires, de sang, de capillaires entiers ou déchirés renfermant encore le corps du délit (voy. pl. II, fig. 3; pl. III, fig. 5; pl. VI, fig. 1).

Dans quelque organe qu'on étudie les infarctus dus à des embolies capillaires, on trouvera toujours, comme base du noyau, un épanchement de sang. Pour nous ce caractère est essentiel, pathognomonique, car il nous apprend qu'il y a eu oblitération de vaisseaux à parois très-minces ne pouvant pas résister aux chocs répétés du sang contre les bouchons qui lui barrent le passage (voy. pl. III, fig. 1; pl. V, fig. 4; pl. II, fig. 3; pl. III, fig. 5). Ce mode de production des infarctus, que nous avons pu observer bien des fois et dont nous fournissons des preuves dans nos dessins, rend compte de la différence de notre description d'avec celle que l'on trouve dans les auteurs. Il est, en effet, généralement admis que l'infarctus est un territoire, glandulaire ou autre, privé de sang à cause de l'oblitération du vaisseau nourricier. La pâleur, qui résulte de l'absence de circulation, fait ressortir davantage la couleur foncée du tissu qui limite la portion anémiée.

Nous ne contestons nullement les infartus ainsi compris, mais nous savons qu'il n'en est ainsi que lorsque ce sont des artères assez fortes qui s'oblitèrent, dont les parois sont assez résistantes pour ne pas se rompre sous l'effort que fait, pendant un certain temps, le sang contre le bouchon obturateur. Nous savons aussi que ces gros infarctus deviennent plus tard des noyaux assez semblables, pour la couleur et la densité, à nos infarctus capillaires. Il est aisé de se rendre compte de ce nouveau point de ressemblance, si l'on se rappelle que, dans tout infarctus, la vie a, pour ainsi dire, cessé, et qu'il va devenir un territoire de décomposition. Le sang encore renfermé dans les tissus s'altérera, ses globules se ratatineront, perdront leur matière colorante, la fibrine deviendra granuleuse, pulvérulente, les parties glandulaires subiront des dégénérescences analogues. Finalement nous n'aurons plus sous les yeux qu'un amas de détritus graisseux en suspension dans un liquide fourni par les territoires voisins, toujours alimentés et même plus gorgés de sang que de coutume, soit par suite de l'établissement de circulations collatérales, soit par suite de l'irritation causée par le foyer de destruction dont nous nous occupons.

Pendant tout le cours de ce travail, l'infarctus capillaire et l'infarctus dû à l'oblitération d'un gros tronc se ressembleront en tous points. Dans l'un et l'autre cas, il peut y avoir résorption du produit graisseux ultime et production d'un tissu cicatriciel en place de foyers de ramollissement. D'autres fois, il y a inflammation des territoires voisins, suppuration, et mélange de pus et des produits graisseux dépendant de l'infarctus. La différence entre l'infarctus et l'abcès proprement dit devient alors bien difficile ; cependant l'étude histologique des différents foyers existant dans la même glande, le même tissu, ou les différents points du corps, permettra presque toujours de différencier les processus qui ont amené les abcès. Il en sera de même quand il s'agira de séparer les infarctus ramollis ou abcès graisseux, des tubercules, des foyers carcinomateux, des nodules fibreux ou parasitaires. Le microscope aidant, on pourra toujours, par l'étude du processus, arriver à se faire une idée exacte des lésions et de leur provenance. Par les deux observations que nous empruntons à Virchow, il est facile de voir qu'il est à peu près toujours possible d'arriver à la vérité, même dans les cas les plus compliqués.

§ 7.

Pour bien faire comprendre que dans tout infarctus capillaire il faut nécessairement qu'il y ait déchirure de vaisseau et épanchement de sang, j'invoquerai encore une preuve anatomique. Si un ou même plusieurs capillaires s'obstruaient dans un organe riche en vaisseaux, il n'y aurait certainement jamais infarctus ou abcès, car les circulations collatérales sont si faciles dans les réseaux capillaires, que la suppression de quelques canalicules n'amènerait pas de changements appréciables. Combien de fois ne voit-on pas, en étudiant la circulation dans un péritoine de grenouille, des capillaires s'obstruer sans qu'il en résulte de troubles circulatoires; les noyaux sanguins ne trouvent-ils pas immédiatement d'autres vaisseaux où ils peuvent s'engager pour continuer leur route. On ne comprend la formation d'abcès sans infarctus antérieur que dans les cas où l'oblitération sans déchirure est produite par un corps étranger incompatible avec l'organisme qui doit alors l'éliminer. La présence dans les infarctus capillaires de poussières plus ou moins étrangères nous explique encore pourquoi ces petits foyers suppurent si souvent, quand cependant on voit tous les jours des épanchements de sang bien plus considérables se résorber avec la plus grande facilité. Rien n'est, par exemple, plus aisé à comprendre qu'une suppuration articulaire, péritonéale, quand on voit que non-seulement ces membranes portent des ecchymoses hémorrhagiques, mais que l'on sait encore que leurs vaisseaux les plus fins renferment des produits organiques ou inorganiques jouant le rôle de corps étrangers.

En se plaçant à ce point de vue, on entrevoit les motifs qui ont engagé Panum à entreprendre des expériences pour classer les produits organiques pouvant jouer rôle d'embolies, suivant la rapidité de la purulence de l'infarctus. Nos expériences, faites avec toutes sortes de poussières, ne nous permettent pas, comme nous l'avons déjà dit dans la première partie de ce travail, d'admettre une spécificité morbide liée à l'embolie elle-même ; mais nous convenons sans peine que la présence de poussières dans les réseaux capillaires contribue beaucoup plus à la suppuration des tissus que le sang qui s'y trouve épanché.

§ 8.

Les considérations anatomo-pathologiques que nous venons de présenter, nous permettent de baser le diagnostic anatomique des embolies capillaires sur diverses notions bien précises que nous résumons de la manière suivante :

La découverte de l'embolus est la meilleure preuve de son existence. Même dans les cas où le corps obturant ne pourra être trouvé, on sera encore en droit de conclure à une lésion embolique, si l'on trouve des infarctus. Ceux-ci ont pour caractères distinctifs d'être multiples, d'avoir des formes déterminées et des processus aujourd'hui bien étudiés et décrits. Avec ces données, on pourra d'autant mieux affirmer le diagnostic, que l'on aura trouvé le point de départ des caillots migrateurs ; c'est ce que fit Virchow, dans le cas suivant, que nous empruntons encore à la thèse de notre ami, M. le docteur Herrmann.

COURS DÉMONSTRATIF D'ANATOMIE PATHOLOQIQUE DE VIRCHOW.

19 novembre 1862.

Homme de cinquante-trois ans, apporté l'avant-veille à la Charité de Berlin. Symptômes typhoïdes ; douleurs dans le flanc gauche, constipation ; rien d'appréciable dans les différents organes. Le malade ne donne pas de renseignements. Mort dans la journée.

Les pièces présentées offrent les altérations suivantes :

Foie, littéralement farci de petits abcès, très-petits à la surface, un peu plus volumineux à mesure qu'on se rapproche du centre ; les plus gros ne dépassent pas le volume d'un grain de millet ; on trouve bien des foyers plus grands, mais il est facile de se convaincre qu'ils ne sont que le résultat de l'agglomération de plus petits.

Reins. Tumeur purulente dans le rein gauche ; cette tumeur a la forme d'un coin à base dirigée vers la surface, long de 3 à 4 lignes.

Rate. Cet organe si sensible à toutes les modifications de l'organisme est l'expression de l'hyperplasie aiguë (augmentation de volume et de poids, consistance diminuée, couleur très-foncée). En outre, l'organe présente des altérations particulières. La superficie est parsemée de granulations blanchâtres, qu'on pourrait prendre pour des corpuscules de Malpighi, mais on sait que ces organes ne se trouvent pas à la surface. A la coupe, on remarque des parties rouges ramollies et affectant également la forme de coin.

Poumons. On a peine à y trouver quelques rares petits foyers ; les grosses bronches, au contraire, en contiennent beaucoup ; le pharynx est parsemé de petites taches rouges, au centre desquelles se trouve un point jaunâtre.

Intestins. La muqueuse est remplie de petits abcès à peu près de la même grandeur. Dans les muscles il y en a également, tantôt agglomérés, tantôt isolés ; leur siége est entre les fibres.

Cœur. Ne présente rien de remarquable au premier aspect. Un examen minutieux fait cependant découvrir, entre les muscles papillaires de la valvule mitrale, deux ou trois points jaunâtres situés au sommet de cet organe. Les parois du cœur présentent aussi un foyer conique, ramolli, qui n'est autre chose qu'une myocardite très-localisée. Les valvules, surtout la mitrale, sont épaissies, le maximum de la lésion est au bord inférieur. Inégalités à la surface qui regarde l'oreillette.

Toutes les lésions si curieuses relatées dans cette observation, nous les avons signalées et reproduites dans nos expériences. Voyons comment Virchow interpréta les faits. Faut-il admettre des abcès métastatiques ? Virchow se prononce d'abord contre la nature tuberculeuse des lésions signalées, parce qu'il ne trouve nulle part le processus qui caractérise le tubercule ; il penche vers l'idée de lésions emboliques, parce qu'il a pu trouver le point de départ de tous ces foyers répandus dans l'économie ; cette source est évidemment l'endocardite, dont il a reconnu les caractères. Cette forme d'endocardite, dite maligne, ne suppure jamais : elle est caractérisée à sa première période par le gonflement, par le ramollissement de la séreuse et du tissu conjonctif sous-séreux à la deuxième. Cette membrane enflammée est entraînée fragment par fragment et détermine les abcès multiples que nous venons de voir. Virchow n'hésite pas dans ces cas, à assigner le caractère embolique à ce genre de lésions. Aux preuves anatomiques données par Virchow, nous pouvons ajouter nos preuves expérimentales, car il est de toute évidence que l'on ne pourrait pas reproduire sur un animal des lésions si multiples, si l'on n'avait pas affaire à de simples infarctus plus ou moins ramollis. Obtenir ainsi des poussées tuberculeuses, carcinomateuses, fibreuses, nous paraît tout à fait impossible.

§ 9.

Si anatomiquement il est assez facile de reconnaître les embolies capillaires et les lésions qu'elles entraînent, il n'en est plus tout à fait ainsi au lit du malade. Ici la physiologie pathologique varie nécessairement avec les différentes localisations périphériques ou viscérales. Cependant toutes les affections où de semblables évolutions organiques se produisent, ont un caractère commun, qui est l'état typhoïde très-prononcé. Autrement dit, le signe d'une profonde altération du sang dominera toute la scène clinique, comme cela ressort de quelques observations précises que nous avons pu recueillir nous-même, et de celles relatées par les auteurs.

L'état typhoïde survenant brusquement dans le cours d'une maladie ou existant primitivement, ne pourra pas à lui seul suffire pour prononcer le diagnostic de viciation du sang par suspension de matériaux solides pouvant donner lieu à des embolies capillaires et à des infarctus ; mais le diagnostic deviendra certain si l'on parvient à découvrir des manifestations locales relevant de cette origine. Ici encore les expériences sur les animaux peuvent rendre de grands services. Nous savons déjà, par les essais *in anima vili*, qu'on peut donner des explications très-rationnelles de nombre de morts subites, inexplicables jusque dans ces derniers temps. Nous avons démontré, par des expériences multiples, comment il fallait se rendre compte des phénomènes nerveux qui surviennent si souvent dans certaines formes de maladies rhumatismales et dans beaucoup d'affections du cœur. Nous pouvons même présenter un tableau complet des lésions fonctionnelles qu'entraîne un sang chargé de poussières organiques, car un de nos chiens, ayant reçu une injection de pus dans le ventricule gauche, a survécu à cette opération et s'est même complétement remis.

Nous donnons cette observation avec tous ses détails, car elle montrera la ressemblance parfaite des phénomènes morbides présentés par ce chien rendu artificiellement malade, avec les symptômes observés chez des individus morts d'accidents, reconnus plus tard être le résultat d'oblitérations capillaires.

EXPÉRIENCE.

Le 1er juin 1867, j'injecte à un chien de moyenne taille 10 grammes de pus de bonne nature, pris dans un abcès du bras, immédiatement avant l'injection. L'injection est faite dans la carotide gauche, à l'aide d'une canule assez longue pour atteindre le ventricule. Le pus est poussé très-lentement, avec des temps d'arrêt de quelques secondes. L'animal reste tranquille et ne jette pas de cris pendant l'opération. Détaché immédiatement après la ligature de l'artère, le chien se met sur ses quatre pattes pour se sauver, mais la moitié droite du corps l'empêche de courir, il s'affaisse de ce côté, la tête tourne dans le même sens. Dix minutes après l'opération, l'animal boit et mange ; l'hémiplégie incomplète persiste. Le lendemain matin, nous le trouvons couché dans son écurie, au milieu d'aliments mangés la veille et vomis pendant la nuit ; il ne veut plus se lever quand on l'appelle, refuse de boire et de manger. Lorsqu'on le remue il pousse des gémissements ; l'œil est terne ; en un mot, il paraît agonisant ; cependant la respiration est normale, les battements du cœur ne sont pas précipités. Le soir, l'animal se trouve dans le même état, couché à la place où nous l'avons fait transporter le matin ; il n'a pas touché à la soupe qu'on lui a préparée, mais le bocal contenant l'eau est vide.

Le 3, l'animal est debout, il marche péniblement, tenant toujours la tête inclinée à droite ; les jambes de ce côté paraissent plus fortes, car il ne fléchit plus en marchant. Dans la nuit, plusieurs selles sanguinolentes, mais pas de vomissements. Soif intense. Température 41°. L'œil est toujours éteint, la langue rouge et très-sèche ; nous essayons de maintenir l'animal debout en lui présentant des morceaux de sucre ; il paraît insensible à nos attentions et se recouche immédiatement.

Le 4, l'animal se trouve un peu plus alerte, il a mangé un peu de soupe au lait ; il paraît toujours sous l'influence d'une soif ardente, car on est obligé de lui remplir son bocal d'eau deux ou trois fois dans la journée. La diarrhée sauguinolente persiste ; le morceau de sucre qui lui est présenté l'allèche, il fait quelques pas, mais ne nous suit pas. Pas de vomissements. Pas de signes manifestes d'hémiplégie, si ce n'est la tête toujours inclinée à droite.

Le 5, même état que la veille, seulement la respiration paraît gênée, car elle est bien plus fréquente que les jours précédents ; le cœur bat jusqu'à 150 fois par minute. Diarrhée persistante.

Le 7, l'animal ne peut se lever, les articulations des pattes de devant sont tuméfiées, douloureuses ; surtout celles du genou. Quand on le force à se lever, il gémit. Quand on lui étend les pattes de devant, il essaie de mordre, en donnant des signes manifestes de douleur.

Cet état persiste pendant trois jours, la diarrhée ne discontinue pas, mais elle n'est plus sanguinolente. La maigreur devient extrême, l'animal ne mange presque rien, mais boit toujours beaucoup.

Le 11, les articulations malades sont moins tuméfiées ; l'animal en se levant s'appuie sur ses pattes de devant, mais la patte gauche de derrière refuse son concours ; elle est douloureuse à la pression, surtout à l'articulation fémoro-tibiale. Pas de gonflement appréciable. Soif très-vive. Pas d'appétit, diarrhée, langue toujours sèche et rouge. Si l'on surveille l'animal, sans qu'il vous voie, on remarque qu'il est constamment assoupi, le bruit qu'on fait autour de lui ne le tire pas de sa torpeur ; pour arriver à ce résultat, il faut l'appeler, s'approcher de lui et le caresser. Les menaces même ne le font pas lever. Amaigrissement de plus en plus considérable.

Le 15, on remarque à la partie interne de la cuisse gauche une petite tumeur douloureuse, fluctuante, qui nous paraît être un abcès, nous l'ouvrons avec une lancette. Le pus qui s'écoule paraît de bonne nature. L'animal du reste est toujours très-malade, on ne le fait sortir que difficilement de sa somnolence.

Le 18. Depuis trois jours l'état est le même, nouvel abcès au côté droit du cou ; nous l'ouvrons sans que l'animal paraisse en souffrir. La diarrhée existe toujours ; la stupeur est plus grande encore que les jours précédents ; les douleurs articulaires du train postérieur semblent diminuer, car le chien, placé sur ses quatre pattes, reste debout pendant quelques instants, mais retombe bientôt pour cause de faiblesse. Il dort presque continuellement, et ne s'éveille que pour boire.

Le 20, amélioration de l'état du malade. Quand on l'appelle, il essaie de se lever sans pouvoir y parvenir. L'œil reprend du brillant. Les selles sont presque solides, la langue est moins brûlée que les jours précédents, mais pas d'appétit. Les articulations ne sont plus douloureuses, on peut les remuer sans que l'animal se plaigne.

Le 23, l'animal va relativement bien; nous le trouvons levé, et marchant un peu; il mange de la soupe au lait, boit moins d'eau; la langue est encore sèche et rouge; les selles sont solides. Pas de signes de paralysie, mais faiblesse et maigreur extrêmes. Le chien mange pour la première fois le sucre qu'on lui donne. Il semble se ranimer, dort beaucoup moins, regarde du côté où on fait du bruit, mais sans essayer d'aboyer.

Le 28, l'animal mange de la soupe en assez grande quantité; il sort de sa niche pour se coucher au soleil; il paraît plus fort, car dans la soirée, nous le trouvons à 20 mètres au moins de son chenil, couché contre le mur où donne le soleil couchant.

La soif est moins vive, la respiration assez régulière, mais quand on effraie l'animal pour le forcer à courir, il fait quelques pas précipités et tombe essoufflé.

Cet état va en s'améliorant jusqu'au 3 juillet. A cette date, l'animal est presque remis, il mange bien, mais il est toujours faible sur ses jambes. Si on essaie de le faire courir en l'attachant à une corde, il tombe après quelques instants de ce violent exercice.

Le 8, l'animal se porte à peu près bien, sauf son excessive maigreur; il dévore les aliments qu'on lui présente.

Il est complétement guéri le 15 juillet et fait avec moi des promenades très-longues. Depuis ce jour, il n'a présenté aucun signe de maladie; il ne lui reste, de tous ses accidents, qu'une légère inclinaison de la tête du côté droit.

L'observation qu'on vient de lire mérite toute notre attention. Comparée aux observations de notre brossier, des malades de Frerichs et de Virchow, elle gagne encore en importance, car elle montre une identité de symptômes remarquable : l'état typhoïde, les suppurations cutanées et sous-cutanées, les accidents articulaires, les dérangements des voies digestives, sont à peu près les mêmes dans les trois cas.

Chez notre chien, l'explication des phénomènes morbides ne souffre pas la moindre difficulté. Personne ne contestera l'influence de notre injection de pus, car avant l'opération l'animal était en parfaite santé. D'un autre côté, nous savons par nos autopsies les lésions qu'on obtient ainsi ; aussi n'hésitons-nous pas à rapporter les accidents observés à la présence du pus dans le sang, et à son action mécanique sur la circulation. Quant à la guérison, nous l'attribuons à une disparition des éléments obturateurs par voie de ramollissement graisseux.

Au point de vue symptomatique, nous croyons que les phénomènes sus-relatés doivent toujours attirer l'attention du médecin, et lui faire supposer une cause pathogénique identique, qu'il aura toujours à rechercher dans les autopsies. Durant la vie, il devra mettre tous ses soins à découvrir la source des embolies capillaires, dont il voit les effets soit dans les viscères, soit à la périphérie. S'il parvient à trouver un point de départ, en présence d'accidents périphériques semblables à ceux des embolies capillaires, il pourra presque à coup sûr affirmer le troisième facteur de l'évolution morbide, c'est-à-dire les caillots obturateurs.

§ 10.

C'est ici que se soulèvent des questions bien ardues, que je ne puis, ni ne veux discuter pour le moment, tels que les accidents nerveux spinaux ou cérébraux dans le rhumatisme articulaire et les pyrexies, les suppurations musculaires et autres dans les fièvres graves, les dégénérescences musculaires circonscrites, comme l'altération de Zencker, dans la fièvre typhoïde, les abcès critiques etc. etc. Je ne veux nullement attaquer les dyscrasies, les altérations du sang et leurs effets sur l'organisme ; j'ai de trop bonnes raisons, que j'ai déjà données, pour ne pas le faire, mais je ne puis reconnaître cette action générale que dans les accidents généraux. A des faits pathologiques circonscrits, à des foyers de suppuration isolés, à des altérations très-limitées, il faut des causes locales, pour satisfaire l'esprit. Pour mieux faire comprendre ma pensée, je me servirai d'un exemple. Dans la fièvre typhoïde, la lésion du sang me rend compte de tous les accidents généraux, de la prostration, de l'adynamie, de l'ataxie etc., mais nullement de la dégénérescence de quelques trousseaux de fibres musculaires prises en quelque sorte au hasard, ni des abcès qui se manifestent quelquefois sur différents points de l'organisme. Ici l'altération chimique du sang ne me suffit pas, autrement ces suppurations, ces dégénérescences deviendraient également générales. Je crois que dans ces cas, des recherches minutieuses feraient trouver des causes locales, mécaniques peut-être, à ces lésions circonscrites et limitées. Que ces causes locales, mécaniques ou non, dépendent de la viciation du sang, je le veux bien ; mais certes entre la manifestation locale et l'altération générale, il y a un facteur qui nous est inconnu, et c'est ce facteur que, d'après mes présomptions, l'on trouvera dans les embolies capillaires, lesquelles représenteraient, dans ce cas, des altérations morphologiques dépendantes de l'altération générale primitive du liquide nourricier.

CHAPITRE IV.

GENÈSE DES EMBOLIES CAPILLAIRES AORTIQUES.

§ 1er.

Comme pour le système pulmonaire, les embolies du système aortique peuvent venir du dehors ou se former dans le courant sanguin lui-même. Les embolies de cette dernière catégorie sont incontestablement les plus nombreuses. Les autres ne peuvent se produire que par l'introduction brusque de corps étrangers par une plaie artérielle, ou par rupture d'un foyer purulent ou autre dans un vaisseau artériel. M. le professeur Schützenberger a eu occasion d'observer, en 1856, un cas d'abcès développé à l'origine de l'aorte, entre sa paroi externe, celluleuse, et la paroi élastique; cet abcès se vida dans le courant sanguin. On peut encore trouver dans les parois artérielles d'autres tumeurs ressemblant à des abcès, qui renferment des détritus graisseux et de la cholestérine: ce sont des tumeurs athéromateuses dues à la dégénérescence graisseuse des produits inflammatoires déposés entre les tuniques à la suite d'artérite. Ces abcès athéromateux se vident assez souvent à l'intérieur du vaisseau, et deviennent ainsi la source d'embolies capillaires.

Les dégénérescences cardiaques et artérielles, de quelque nature qu'elles soient, sont, sans contredit les origines les plus fréquentes des embolies du système aortique: caillots sanguins, dépôts fibrineux, résidus inflammatoires, détritus de valvules ou de tuniques, produits crétacés ou d'autre nature, formés dans le cœur ou sur les parois des vaisseaux, telles sont les sources habituelles des bouchons capillaires. Il ne faut pas oublier qu'il peut y avoir des embolies et des infarctus sans qu'il soit possible d'en découvrir le point de départ. L'endocardite, par exemple, peut être tout à fait passagère, déterminer, pendant sa durée, des exsudats entraînés par le sang vers les viscères ou la périphérie, d'où des embolies et des infarctus, sans qu'il soit possible de retrouver, à l'autopsie, les traces de l'inflammation primitive du cœur. Les lésions périphériques et l'observation clinique bien prise suffisent en ce cas pour porter le diagnostic anatomique.

Nous devons signaler encore, comme causes d'embolies capillaires, certaines modifications chimiques dans la composition du sang, telles que l'augmentation absolue ou relative de fibrine dans les maladies inflammatoires, les pyrexies, les états cachectiques et puerpéraux; la diminution des sels dans les maladies scorbutiques; et l'introduction dans le sang de principes putrides ou septiques. Une dernière source à mentionner est la faiblesse d'impulsion du cœur, qui donne si souvent lieu à des coagulations du sang dans les affections adynamiques, les convalescences consécutives à de longues maladies, et dans la vieillesse, où existent déjà tant de raisons périphériques favorables à cette coagulation. Toutes les questions de conditions de coagulabilité du sang que nous venons d'effleurer, sont traitées avec détails dans les travaux de MM. Homolle et Quévenne, de Trousseau et Pidoux, d'Andral, de Huxham, Magendie, Fremy et James, Burnes Jones, Kœhler, Stannius, Gavarret, Lecanu, Richardson, Brucke, Cohn etc.

§ 2.

Frerichs et Cohn admettent encore des embolies capillaires pigmentaires et graisseuses. Nous avons déjà dit que Weber prétend avoir trouvé des embolies graisseuses dans les artères pulmonaires de malades atteints de phthisie et de maladies chroniques des os. D'après Frerichs, il y aurait tel état, telle période de l'intoxication palustre qui se traduirait par la formation, dans la rate, d'une quantité prodigieuse de petites granulations noires, qui s'en iraient par la veine liénale dans le foie, les poumons et finalement dans le torrent circulatoire aortique. Ces granulations se déposeraient successivement dans les capillaires de tous les organes viscéraux, même dans ceux de la peau, des muqueuses et des séreuses. De ces dépots successifs résulteraient finalement des accidents emboliques. Je ne veux pas contester les observations de Frerichs, je me refuse simplement à croire, en pareille occurrence, qu'il y ait embolie. Or d'après Frerichs lui-même, les granulations sont si petites qu'elles passent par tous les points de l'organisme ; la première condition de l'embolie c'est au contraire de s'arrêter dans les vaisseaux d'un diamètre plus petit que le sien : il ne peut donc, dans ces cas, être question d'embolies pigmentaires. Les effets pathologiques qui dépendent de la mélanémie doivent plutôt être attribués à la viciation du sang, ou encore à l'oblitération lente et successive des vaisseaux capillaires, qui finissent par se remplir de pigment et ne laissent plus passer le sang qu'à l'apport subit de granulations pigmentaires. Sous ce rapport, les accidents peuvent ressembler aux phénomènes emboliques, mais en réalité ils dépendent plutôt de thrombose, les capillaires ne se fermant pas brusquement par des bouchons venant de loin, mais s'oblitérant par des dépôts lents et successifs, comme cela arrive dans les coagulations fibrineuses. J'ai d'autant plus de raison de rejeter ces embolies pigmentaires, que dans aucune des observations de Frerichs je ne trouve de lésions ressemblant plus ou moins à des infarctus. Tout se borne à des colorations plus ou moins foncées des organes.

Si j'ai admis sans répugnance les embolies graisseuses de Weber, c'est parce que cet auteur a parfaitement montré l'identité des foyers périphériques et des tronçons détachés, trouvés dans les artérioles du poumon. Il n'en est pas de même des embolies graisseuses, telles que les comprend Cohn. Pour cet anatomo-pathologiste, l'embolie dont il s'agit n'aurait pour siége que le foie, et déterminerait une dégénérescence graisseuse particulière de cet organe. Voici ce qu'il en dit, d'après la traduction de M. Herrmann :

« Certains globules de graisse, en raison de leur volume ou « par suite de leur agglomération, forment embolie dans les ca- « pillaires du foie, et s'allient au parenchyme par voie d'exos- « mose. Pour que cette absorption puisse se faire, il faut que « les globules graisseux aient été un certain temps en contact « avec le même point de la paroi vasculaire. Autour du bouchon « graisseux dans les capillaires, on observe toujours la conges- « tion des parties voisines, comme dans toute autre embolie. Des « désordres plus graves ne s'observent pas, en raison de l'inno- « cuité de ces corpuscules et de leur petit volume. »

Si l'on voulait admettre la manière de voir de Cohn, il faudrait expliquer par des embolies toutes les surcharges graisseuses qui surviennent dans les organes dans les cas d'augmentation de la graisse dans le sang, comme chez les ivrognes par exemple. Je ne pense pas qu'il en puisse être ainsi, car alors tous les phénomènes d'assimilation deviendraient plus ou moins des phénomènes emboliques.

§ 3.

Pour ce qui est des embolies cancéreuses ou tuberculeuses, nous ne pouvons que répéter ce que nous avons dit à propos des embolies de la circulation pulmonaire. Nos expériences ne nous ont jamais montré de généralisation cancéreuse ou tuberculeuse, nous n'avons jamais obtenu que des abcès ou des infarctus. Follin, de regrettable mémoire, paraît avoir été plus heureux dans les expériences qu'il fit en 1848. Il obtint en effet, chez un chien auquel il injecta du suc cancéreux dans la jugulaire, des tumeurs carcinomateuses dans les poumons, le foie et l'épaisseur du cœur. Je ne doute pas que sur le vivant, sur l'individu même, de semblables généralisations n'aient pour cause des embolies capillaires charriées par le sang, mais la démonstration rigoureuse du fait manque, parce que, jusqu'ici, pour le sang rouge et les capillaires du système aortique du moins, on n'a pu découvrir les éléments générateurs des néoplasmes, ni les bouchons obturateurs spécifiques. Ce mode de généralisation est établi par des faits positifs pour le système pulmonaire et celui de la veine porte, comme nous le montrerons dans la troisième partie de ce travail.

Toutes les questions qui se rapportent à l'évolution des embolies capillaires du système aortique, en tant que corps obturants, se trouvent traitées dans notre première partie. Nous n'y reviendrons donc pas.

CONCLUSIONS.

Pour résumer tout ce qui a trait aux embolies capillaires du système aortique, nous établirons les propositions suivantes :

1° Un certain nombre de morts subites s'expliquent par l'anémie cérébrale; elles sont déterminées par la migration d'embolies capillaires dans les artères cérébrales, qu'elles bouchent dans leurs radicules terminales. La mort survient tout aussi vite et avec les mêmes symptômes que lorsqu'on lie toutes les artères qui vont à l'encéphale. Nombre de nos expériences établissent ce fait jusqu'à l'évidence. La clinique le démontrera probablement dans les cas de rhumatismes cérébraux où la mort survient très-rapidement, sans qu'on ait pu jusqu'ici déterminer, à l'autopsie, la cause prochaine.

2° Les embolies capillaires rendent compte de la mort subite dans les cas où la circulation cérébrale se trouve déjà entravée, soit par des bouchons fermant incomplétement des troncs assez volumineux, soit par toute autre cause. Elles jouent ici le rôle de cause immédiate de la mort, qui arriverait certainement plus tard par l'évolution fatale des lésions existantes, mais sans ces dernières elles n'auraient peut-être occasionné que des troubles passagers, comme cela a eu lieu chez la femme atteinte de rhumatisme cérébral, que nous citons dans le cours de notre travail.

3° Les embolies capillaires déterminent souvent des ramollissements cérébraux, qui diffèrent, du moins au début, par leur forme anatomique, des ramollissements dus à des embolies de gros troncs ou à des thromboses veineuses. La caractéristique de ces ramollissements est la fragmentation brusque de la substance nerveuse par des raptus capillaires multiples. Les ramollissements de la moelle épinière, dus à la même cause, ressemblent en tous points à ceux du cerveau.

4° Les embolies capillaires, partant du cœur, peuvent prendre toutes les directions; on peut en découvrir dans tous les tissus, dans les viscères et les membranes. Dans les membranes, elles déterminent des ecchymoses, qui peuvent suppurer ou se résorber; dans les viscères, elles donnent lieu à des lésions, dont le premier terme est l'infarctus hémorrhagique, le dernier, l'abcès graisseux. Nous n'avons jamais pu faire traverser à des embolies, des réseaux capillaires; ceux-ci les ont toujours arrêtées, et les ont empêchées de pénétrer dans les veines et les poumons.

5° L'infarctus consécutif aux embolies capillaires est toujours hémorrhagique, parce que la rupture des capillaires est presque forcée, vu la minceur de leurs parois d'une part, les efforts du sang sur les bouchons d'autre part. Si l'embolus reste engagé dans un capillaire sans qu'il y ait rupture de vaisseaux, il n'y a pas infarctus, car la circulation collatérale est très-facile; il peut y avoir abcès par irritation, mais alors le processus est tout autre que dans l'infarctus proprement dit, où les phénomènes inflammatoires sont toujours secondaires.

6° Dans les embolies capillaires du système aortique, les accidents pulmonaires sont les plus rares, les accidents cérébraux les plus fréquents; la disposition des artères bronchiques rend assez bien compte de cette différence.

7° Nous avons démontré l'existence des embolies dans les plus petites artérioles et les capillaires de tous les organes, même dans les vaisseaux des synoviales; on peut donc facilement se rendre compte des accidents de suppuration vraie ou fausse qui surviennent si souvent chez les individus portant, en un point quelconque du système aortique, une source embolique. Les observations cliniques que nous rapportons sont en parfaite concordance avec nos expériences, tant au point de vue anatomique qu'au point de vue clinique.

8° Comme pour les embolies pulmonaires, nous croyons qu'il est tel cas où, dans le système aortique, il puisse y avoir résorption de la substance embolique ; nous en avons pour preuve le chien qui a guéri d'une injection de pus dans le cœur gauche. Cette observation nous rappelle involontairement celle de notre rhumatisme cérébral.

9° Nous avons cherché à établir que l'infarctus suffit pour dire qu'il y a embolie, surtout si l'on trouve une lésion pouvant être la source de bouchons migrateurs. Notre proposition s'applique tout aussi bien à la clinique qu'à l'anatomie pathologique, et repose sur ce principe : que, dans les mêmes conditions, les mêmes effets doivent avoir les mêmes causes. C'est ainsi que nous avons cherché à rattacher à l'existence d'embolies capillaires, certaines lésions locales, circonscrites, survenant dans des maladies générales, et dont les modifications chimiques du sang ne peuvent nous rendre compte.

10° Quant à la généralisation des tumeurs malignes par embolies capillaires dans le système aortique, nous n'avons pu l'établir expérimentalement ; les observations cliniques nous font également défaut. Toutefois nous croyons que l'on peut admettre ici ce que nous avons établi par des faits positifs à propos des embolies de la circulation pulmonaire.

TROISIÈME PARTIE.

Embolies capillaires du système de la veine porte.

CHAPITRE PREMIER.

INFARCTUS DU FOIE.

OBSERVATION VIII.

Cancer du cardia et du foie. — Végétations de la tumeur dans les veines coronaires de l'estomac. — Transport de fragments dans la veine porte.

Clinique interne.

Le nommé A... V..., journalier, âgé de cinquante-trois ans, entre à la clinique le 22 mars 1867 ; sa constitution primitivement bonne est aujourd'hui détériorée. Il y a huit ans, il fit une chute sur le côté droit de la poitrine avec lésion de la clavicule, il n'en est pas resté de trace apparente. Ce malade a passé deux ans en Amérique comme journalier, pendant ce laps de temps il a subi de nombreuses privations. Son retour date de l'été dernier. La maladie qui l'amène à l'hôpital date de deux mois; depuis cette époque, perte de l'appétit, sensations douloureuses à l'épigastre surtout après l'ingestion des aliments. Pas d'autres symptômes du côté du tube digestif. Pas de vomissements, ou du moins le malade n'en signale qu'un seul survenu le matin il y a deux mois, lequel aurait présenté de l'aigreur. Très-sujet à la constipation ; faiblesse générale déjà fort avancée.

État actuel. Pas de fièvre, amaigrissement notable, anémie très-prononcée, mais pas encore de marasme, langue normale. Douleurs vives à la région xiphoïdienne, surtout à la pression.

Cette douleur assez nettement circonscrite diminue d'intensité lorsqu'on détourne l'attention du malade ; les hypochondres ne sont pas douloureux. L'estomac est médiocrement distendu, la palpation ne révèle aucune tumeur épigastrique, la percussion ne donne que de la sonorité. Digestions difficiles et douloureuses, pas de vomissements, constipation. Le foie dépasse d'un travers de doigt le rebord des fausses côtes. En présence de ces signes on diagnostique une dyspepsie, le malade est mis en observation et suit la diète lactée.

Le 1er avril, le malade ne tolère aucun aliment solide, ils lui causent d'atroces douleurs ce qui fait supposer un point rétréci à l'entrée de l'estomac. Il se nourrit de bouillon, de potages et de lait.

L'état reste le même jusqu'au mois de mai, sauf l'amaigrissement de jour en jour plus considérable, et des signes de marasme. Le teint devient cachectique, jaune paille, et le diagnostic d'une tumeur carcinomateuse au cardia devient de plus en plus probable. Du mois de mai à la fin de juillet, aucun changement appréciable.

Le 1er août, nous examinons de nouveau cet homme sans rencontrer de tumeur à l'épigastre ; le foie dépasse le rebord des fausses côtes de deux travers de doigt, la région épigastrique est toujours très-douloureuse. La déglutition des aliments solides se fait, mais incomplétement, le malade accuse presque immédiatement après leur ingestion des douleurs très-vives à l'épigastre et fait des efforts de vomissement, les signes de cachexie sont très-apparents, il y a surtout un œdème considérable du pied gauche. Tous ces signes réunis nous permettent de diagnostiquer une tumeur cancéreuse du cardia non encore ramollie.

Du 1er août au 15 septembre, la maladie va en s'aggravant, le marasme s'accentue tous les jours davantage, enfin le malade meurt pour ainsi dire d'inanition, ne pouvant presque plus rien avaler.

Autopsie faite vingt-quatre heures après la mort, avec l'aide de M. Mouchot, interne du service, en présence des élèves qui suivent habituellement la clinique.

L'ouverture du thorax, par laquelle nous commençons l'opération, nous montre les organes de la respiration et le cœur dans un état très-normal, mais le tiers inférieur de l'œsophage se trouve malade et induré. Au niveau du cardia existe une tumeur de la grosseur d'un œuf de poule, qui englobe cet orifice et qui se continue en haut avec l'induration que nous venons de signaler à l'œsophage. L'estomac occupe sa position normale.

Il n'est ni trop grand ni rétracté outre mesure, on y pénètre par l'œsophage avec le petit doigt. Cette petite manœuvre donne une bien meilleure idée des choses que la palpation extérieure. L'œsophage est induré dans une étendue de 3 à 4 centimètres, rétréci à ce même niveau ; la tumeur qui occcupe le cardia, siége dans les parois mêmes de l'œsophage ; elle est donc circulaire, faisant anneau autour de cet orifice, d'où un rétrécissement que le doigt a de la peine à vaincre.

Laissant les parties en place, nous examinons la disposition des organes de l'abdomen. Nous trouvons le foie augmenté de volume et parsemé de noyaux, que nous n'hésitons pas à déclarer cancéreux; les uns sont petits comme des lentilles et des haricots, les autres ont le volume d'une noix. Le foie n'est pas libre du côté de l'épigastre, il est adhérent à la partie droite de l'estomac au moyen de fausses membranes très-épaisses, qui circonscrivent une collection liquide se sentant parfaitement entre les doigts. En incisant les parois de cette collection nous en faisons sortir un pus très-lié; à travers l'ouverture ainsi faite nous introduisons le doigt pour explorer les parois de la cavité, nous la trouvons limitée en haut par le foie et l'extrémité pylorique de l'estomac, elle repose en bas sur le pancréas, qui cependant n'est pas malade. Les conduits hépatiques et cholédoques ne sont pas englobés dans les limites de cet abcès; ils ne sont pas comprimés, car en pressant sur la vésicule biliaire, on en fait très-facilement sortir le fluide qu'elle contient. Tous ces détails notés, nous retirons les pièces pour les disséquer plus aisément. Nous ouvrons l'estomac par la grande courbure, nous mettons ainsi à jour le cardia, qui se trouve considérablement rétréci; la muqueuse est boursoufflée, ramollie, elle fait corps avec la tumeur sous-jacente, qui est très-molle sur certains points et très-dure sur d'autres. Elle se compose d'éléments arrondis, fusiformes et d'un stroma fibreux, très-épais dans les points durs, très-lâche au contraire au niveau des foyers de ramollissement.

Le foie renferme, comme nous l'avons dit, un certain nombre de noyaux d'un volume très-variable, composés des mêmes éléments que la tumeur de l'estomac. C'est cette identité de structure histologique qui nous fait penser à une transmission directe de l'estomac au foie au moyen de la veine porte. Nous ouvrons donc la veine porte et nous découvrons que les noyaux cancéreux du foie siégent toujours au voisinage des subdivisions de ce vaisseau; quelques-uns font paroi, le vaisseau étant ulcéré; d'autres proéminent dans son intérieur. Bref, à l'œil nu, les tumeurs du foie paraissent dépendre des parois ou cavités des divisions de la veine porte. L'examen des radicules de cette veine nous montre en différents points des caillots rouges, puis des amas blancs panachés, qui renferment des fuseaux semblables à ceux des tumeurs du foie et de l'estomac. Dans plusieurs petites divisions de la veine porte, nous trouvons des fragments cancéreux reconnaissables même à l'œil nu et libres d'adhérences aux parois. En un mot, ce foie est dans le même état que le poumon, que nous avons fait dessiner (pl. I, fig. 2). En suivant la veine porte dans ses veines radiculaires de l'estomac, nous trouvons plusieurs veinules qui s'y rendent obstruées plus ou moins par des masses cancéreuses. Une de ces veines est suivie jusque dans l'intérieur de la tumeur de l'estomac; elle s'y est propagée de la même façon que le néoplasme de la glande thyroïde que nous avons vu s'avancer par la thyroïdienne inférieure jusque dans la veine jugulaire.

En présence de ces pièces anatomiques, nous n'avons pas le

moindre doute sur le développement des tumeurs du foie. Nous sommes convaincu qu'elles procèdent de fragments du cancer stomacal, entraînés par le sang dans le foie, où ils ont contracté des adhérences avec les parois des vaisseaux portes, d'où des tumeurs qui ont ulcéré les parois vasculaires et détruit le tissu hépatique lui-même.

Les autres organes renfermés dans l'abdomen sont sains, la rate n'a pas d'infarctus, les reins, les intestins sont tout à fait normaux, il en est encore de même des organes du petit bassin. Les veines du mollet droit sont oblitérées par des caillots décolorés plus ou moins anciens, ce qui nous explique l'œdème des derniers temps. Le poumon ne nous apprend rien, les caillots périphériques du reste ne sont pas ramollis.

§ 1.

Cette observation est intéressante, car elle nous démontre la possibilité d'embolies dans le système porte. Le foie est en effet comparable au poumon, c'est un centre de circulation veineuse, il doit nécessairement arrêter tout ce qui dépasse le diamètre de ses capillaires. Si le foie est, comme le poumon, souvent le siége de lésions métastatiques, cela tient à ce que ces deux organes reçoivent du sang de deux systèmes : d'une part, ils dépendent du système aortique, et d'autre part, ils sont l'aboutissant de deux grands courants veineux.

Le foie, en tant que centre circulatoire, représente la rate et tout le tube digestif; si l'on y trouve des lésions emboliques, c'est donc du côté de ces organes qu'il faut en chercher le point de départ, à moins qu'il n'existe également des troubles métastatiques dans d'autres organes indépendants de la veine porte, au quel cas la source se trouvera presque à coup sûr en un point de la circulation aortique. Si nous avions trouvé, dans l'autopsie que nous venons de rapporter, des noyaux cancéreux ailleurs que dans le foie, comme les reins et les poumons par exemple, nous n'aurions pas songé à la tumeur de l'estomac comme source directe des embolies génératrices, parce que les reins et le poumon ne sont pas en relation circulatoire immédiate avec l'estomac. Je ne dis pas que de semblables transmissions soient impossibles, nous verrons plus loin ce qu'il faut en penser.

Nous devons d'abord exposer les résultats des expériences que nous avons faites pour amener sûrement des poussières dans le foie, et pour imiter la nature en ce qui concerne la circulation de la veine porte par rapport à cet organe.

Pour envoyer des poussières à coup sûr dans le foie, il faut absolument injecter dans un canal qui aboutit à la veine porte. Nous avons choisi les veines mésentériques et les veines liénales. Nous avons opéré sur des chiens seulement, parce que ces animaux résistent très-bien aux lésions péritonéales.

Nous avons fait trois expériences et injecté du cancer et de la poudre de charbon. Le cancer qui nous a servi est précisément celui du malade dont nous avons parlé plus haut.

Une autre précaution à prendre, c'est l'emploi de canules assez longues pour dépasser des veines collatérales, autrement on s'exposerait à voir les poussières organiques ou inorganiques rester dans le tronc veineux piqué, car la ligature qu'on est obligé de placer, après le retrait du trocart et de la canule, sépare complétement la veine opérée du reste de la circulation; la force *a tergo* manque donc absolument. Pour la rate, on peut toujours éviter cet inconvénient, car chez le chien plusieurs veines sortent de cet organe, et elles aboutissent toutes à un tronc commun, qui va s'ouvrir directement dans la veine porte. Avec des canules de six à huit centimètres de longueur on atteindra très-facilement le tronc commun.

Quand on opère sur le mésentère du chien, il faut se munir de canules très-minces, parce que les veines qui y rampent sont généralement très-fines, mais les anastomoses ne manquent pas, on ne sera donc pas forcé d'enfoncer la canule au delà de deux à trois centimètres. Les veines colites sont plus fortes que celles de l'intestin grêle, mais elles ont des anastomoses moins nombreuses. Il vaut donc mieux opérer directement sur le mésentère que sur le mésocolon.

Rien n'est plus facile que de trouver la rate chez les chiens, il suffit de faire une incision le long de l'extrémité inférieure du thorax dans le sens des côtes, partant de la ligne médiane et aboutissant à la pointe de la dernière côte du côté gauche. L'abdomen ouvert, on cherche avec le doigt l'estomac, on le soulève pour voir la rate, que l'on atteint avec un crochet mousse et que l'on ramène dans la plaie et au dehors sans la moindre difficulté et sans déchirures d'aucune sorte. La rate isolée, on cherche la veine la plus convenable et on achève l'opération.

Ce procédé est infiniment préférable à celui qui consiste à fendre le flanc gauche parallèlement à la ligne médiane, car on provoque ainsi des hernies intestinales très-embarrassantes à réduire. L'on risque surtout de ne pouvoir replacer convenablement la rate, d'où des atteintes à la circulation, qui compromettent beaucoup le succès de l'expérience.

Pour injecter dans les veines mésentériques, il suffit de faire une petite ouverture sur la ligne médiane de l'abdomen, d'attirer au dehors une anse intestinale et de chercher dans le mésentère le vaisseau qui peut le mieux convenir à l'opération.

§ 2.

PREMIÈRE SÉRIE D'EXPÉRIENCES.

PREMIÈRE EXPÉRIENCE.

23 septembre 1867. Chien de forte taille et très-bien portant. Injection dans une veine liénale de 6 centimètres cubes d'eau distillée tenant en suspension de la poudre de charbon. L'opération est pratiquée comme nous l'avons dit ci-dessus. L'animal la supporte parfaitement. L'injection faite, nous réunis-

sons la plaie en ayant soin de maintenir dans l'angle inférieur de celle-ci le fil placé sur la veine liénale. L'animal ne paraît pas malade les deux premiers jours, il mange et se promène. Dès le troisième il cesse de prendre de la nourriture, paraît triste et ne sort plus de sa niche, il a une forte diarrhée. Quand on l'observe un certain temps, on voit que par moments il fait des efforts de vomissement, qui restent infructueux. Ce chien est tellement méchant qu'il est impossible de l'examiner de près, de l'ausculter ou de prendre sa température. Le septième jour nous le tuons d'un coup de fusil. L'autopsie est faite le lendemain matin.

La plaie est réunie dans toute sa longueur, les fils sont près de tomber, la moindre traction les enlève. L'abdomen ouvert, nous trouvons tous les organes dans leur position normale, l'estomac est vide ainsi que les intestins, que nous examinons sur toute leur longueur; nous n'y trouvons pas la moindre lésion, ni taches hémorrhagiques ni ulcérations. Les reins sont normaux, de même que tous les organes renfermés dans le petit bassin.

La rate présente une tache livide de la grandeur d'une pièce de deux francs correspondant à la branche liénale liée. Nous la retrouvons aisément, elle est complétement oblitérée par un caillot. Dans la partie de la veine située entre la ligature et le tronc commun des veines liénales, nous voyons une espèce de bouchon noir, qui, examiné au microscope, n'est autre qu'un caillot sanguin mêlé à la poussière de charbon. Les éléments de la rate au niveau de la partie livide ne me semblent pas assez altérés pour que je puisse dire qu'il y a commencement de gangrène.

Dans le foie, qui en général a conservé son aspect ordinaire, nous trouvons sur différents points des taches d'un blanc jaunâtre de la grandeur d'un grain d'orge ou d'un petit pois. Elles correspondent à des foyers de ramollissement ou de suppuration. Sur le lobe que nous avons fait dessiner (voy. pl. V, fig. 3), nous avons pu compter quatre de ces foyers, et deux autres dans le centre même de l'organe. A l'œil nu, ces taches paraissent être des abcès ; l'examen microscopique a confirmé cette supposition. Nous y avons vu en effet une grande quantité de globules de pus mélangés à des poussières de charbon, à des cristaux d'hématocristalline et à des globules ratatinés, ce qui nous fait penser qu'il s'est produit un arrêt de la circulation d'abord, puis des hémorrhagies et consécutivement une inflammation (voy. pl. VI, fig. 5).

Quoi qu'il en soit du premier degré de la lésion, que nous n'avons pas pu observer, il n'en est pas moins certain que dans le principe il y eut au niveau de ces abcès infarctus, autrement nous n'y aurions pas trouvé de cristaux et de poussières charbonneuses (voy. pl. VI, fig. 5).

Du côté du poumon et du cœur nous n'avons rien vu de particulier ; ni dans le sang de la veine sus-hépatique, ni dans celui de la veine cave il ne s'est rencontré de corps étrangers.

Encore un exemple de l'impossibilité de faire traverser un organe par des éléments organiques ou inorganiques même aussi petits que possible.

DEUXIÈME EXPÉRIENCE.

24 septembre 1867. Nous ouvrons le flanc gauche à un chien de moyenne taille, et de bonne santé malgré son âge avancé. Nous injectons dans une veine liénale 8 centimètres cubes d'eau distillée tenant en suspension 2 centimètres cubes de charbon. L'opération réussit, le chien se rétablit assez facilement. Nous le laissons vivre huit jours, durant lesquels il est presque constamment couché. Il se cache dans les endroits les plus sombres de son chenil. Quand on l'oblige à marcher, il le fait sans paraître souffrir. Il mange très-peu et maigrit à vue d'œil. Au bout de quatre jours il arrache les fils de la plaie qui s'ouvre, mais sans qu'il y ait production de hernie. L'animal lèche la blessure presque constamment et boit beaucoup. La tempéra-

ture est au-dessus de la moyenne ; pas de diarrhée, pas de vomissements, pas d'ictère.

Le 1er octobre nous faisons tuer l'animal. L'autopsie est faite le même jour avec le concours de MM. Keller, aide d'anatomie, et du docteur Müller, de Mulhouse.

Nous commençons par ouvrir l'abdomen : les organes de cette cavité sont tous en leur place habituelle ; la rate présente au milieu de sa longueur une tache bleuâtre large de 2 centimètres et comprenant toute l'épaisseur de l'organe. Cette tache correspond très-exactement à la veine que nous avons liée lors de l'injection de la poussière de charbon. La rate est saine dans le reste de son étendue. L'examen histologique ne révèle aucune altération des éléments, mais une simple hypérémie, nous l'attribuons à la stase sanguine provoquée par notre opération. La veine liée n'est pas enflammée et on y trouve encore une certaine quantité de charbon. La veine porte n'en renferme pas dans ses grandes divisions. Le foie a perdu sa coloration normale, il est d'un jaune clair au lieu d'être d'un rouge foncé.

Sur le fond clair de l'organe hépatique se montrent une infinité de petites taches rouges qui ressortent d'autant mieux que l'organe paraît exsangue. Nous ne trouvons d'abcès nulle part, mais l'incision nous offre à la surface de section une quantité de petits points noirs indiquant les vaisseaux intra-parenchymateux du foie oblitérés par nos poussières (voy. pl. VI, fig. 1). Sur d'autres coupes, faites parallèlement à la face inférieure du viscère, on voit des tractus noirs semblables à celui qui est représenté dans notre figure (voy. pl. II, fig. 6), c'est-à-dire des veinules même très-considérables (1 millimètre d'épaisseur) avec leurs divisions remplies de poussières. Les plus petites radicules sont gorgées, car on ne peut pas faire une seule coupe sans voir sous le microscope des parcelles charbonneuses dans la préparation. Nous avons fait dessiner des radicules à différents grossissements pour bien montrer que même les plus fins vaisseaux s'étaient laissé pénétrer par notre matière d'injection (voy. pl. VI, fig. 6).

L'anémie considérable de l'organe nous paraît donc devoir être rattachée à cette oblitération presque complète des divisions de la veine porte. La preuve que la circulation du foie devait être très-gênée, c'est la présence, dans le tronc et les principales divisions de la veine porte, de caillots très-durs, très-denses, panachés, qui n'ont certes pas pu se produire après la mort, car nous avons autopsié l'animal presque immédiatement après le coup de feu que nous lui avons fait donner. L'examen microscopique de ces caillots prouve du reste qu'ils sont antérieurs à la mort.

Au niveau des taches rouges, nous avons vu de petits épanchements de sang, ressortant très-bien sur le fond clair de l'organe (voy. pl. VI, fig. 1). Nous considérons ces taches comme des infarctus ; en effet nous y trouvons en liberté, des globules sanguins blancs et rouges, des poussières de charbon et des cellules glandulaires graisseuses. Tout l'organe est graisseux ; on sait que chez le chien cette dégénérescence du foie est des plus rares. Nos dessins indiquent toutes ces altérations, ils donnent aussi une idée très-exacte du changement de couleur du foie dont il est question.

Voyant le foie si chargé de poussières, nous nous sommes demandé s'il n'y avait pas eu passage de celles-ci à travers ce viscère, d'autant plus que nous avons trouvé les poumons finement tachetés de noir. Nous avons examiné le sang de la veine cave inférieure et celui du cœur droit sans rien trouver qui ressemblât à notre charbon. Dans les poumons nous avons reconnu que le piqueté noir ne dépendait pas des vaisseaux, mais qu'il y avait dépôt de matière pigmentée dans certains des éléments épithéliaux des vésicules, ainsi que dans le tissu conjonctif intervésiculaire et interlobulaire. Les poumons portaient, au sommet et sur les bords, des traces évidentes d'emphysème. Ces deux ordres de lésions nous ont paru dépendre de l'âge, l'animal étant assez vieux comme il a été dit. Pas de lésions cardiaques. L'estomac, l'intestin sont sains dans toute leur étendue. Les organes du petit bassin, les reins et les testicules ne sont pas altérés.

Cette autopsie est une des plus intéressantes que nous ayons pratiquées, car nous n'avons peut-être jamais obtenu une dissémination des poussières aussi parfaite, une oblitération aussi étendue d'un système circulatoire. Un des traits les plus saillants de cette observation, c'est le peu d'influence que paraît avoir le sang de la veine porte sur la sécrétion biliaire, car nous n'avons pas obtenu la moindre trace d'ictère, et nous avons trouvé le réservoir de la bile rempli d'un fluide très-normal. En présence de ce fait, il est également difficile de comprendre l'ictère qui survient dans les pyléphlébites, ou au moins de l'expliquer comme on l'a fait jusqu'ici, car si jamais les condictions de production de l'ictère par pyléphlébite ont été réalisées, c'est dans le cas que nous venons de citer, et cependant nous n'avons remarqué aucune coloration suspecte chez l'animal qui fait l'objet de cette expérience.

TROISIÈME EXPÉRIENCE.

23 septembrs 1867. Nous injectons à un chien 6 centimètres cubes de suc cancéreux dans une veine mésentérique. Le cancer provient du malade dont nous avons fait l'histoire. L'animal supporte parfaitement l'opération, qui consiste, comme nous venons de le dire, en une boutonnière faite sur la ligne médiane de l'abdomen. Le troisième jour après l'opération le chien ne semble plus malade, il mange, court et ne boit pas avec excès, la plaie ne suppure presque pas. L'anse intestinale qui nous a servi tend à faire hernie au niveau de la plaie. Nous expliquons ce petit accident par le fil que nous avons placé sur la veine mésentérique piquée, et maintenu au dehors dans l'angle inférieur de notre incision. Les fils de réunion tombent le sixième jour, ainsi que le fil de la ligature veineuse; la hernie persiste. Nous

sacrifions l'animal paraissant très-bien portant, dix-huit jours après l'opération.

L'autopsie est faite immédiatement après la mort avec l'aide de M. Mouchot, interne à l'hôpital civil. Nous incisons en tout premier lieu la paroi abdominale jusqu'au niveau de la hernie pour retrouver la veine dans laquelle nous avions fait l'injection. Cette recherche nous fut très-facile, parce que l'anse intestinale que nous avions retirée du ventre au moment de l'opération, avait contracté des adhérences avec les bords de la plaie, par l'entremise de la portion du mésentère entraîné dans la solution de continuité avec le fil à ligature placé sur la veine et fixé à l'angle inférieur de la blessure. La veine piquée se trouvait réduite à un petit cordon très-mince, que nous n'aurions certainement pas pris pour un ancien tronc vasculaire, s'il n'eût abouti directement à une branche veineuse plus forte très-gorgée de sang. Nous avons tout de suite examiné le sang de cette veine, nous n'y avons trouvé que des éléments normaux sans la moindre trace des cellules fusiformes injectées dix-huit jours auparavant.

Le déroulement des intestins et l'examen des ganglions mésentériques ne nous fournissent pas le moindre renseignement sur les lésions que nous avons essayé de provoquer. Le sang de la veine porte est chargé d'un grand nombre de globules blancs. Le foie présente sa coloration normale, nous y trouvons deux petites granulations d'un blanc jaunâtre, que nous examinons immédiatement au microscope. Elles sont constituées par des éléments purulents anciens, en voie de dégénérescence graisseuse et par une quantité énorme de granules de graisse. L'addition d'une goutte d'éther fait disparaître presque tous les éléments qui se trouvent sur la plaque.

En comparant les éléments injectés et ceux que nous voyons dans nos granulations, on ne peut pas un instant songer à la reproduction du cancer dans le foie de notre chien. Le péritoine ne présente pas d'altérations : ni ecchymoses, ni granulations, ni brides inflammatoires. Les reins sont sains, ainsi que les conduits excréteurs de l'urine. L'urine ne contient pas d'albumine ; la rate est tout à fait saine.

L'ouverture du thorax nous montre un épanchement considérable dans les plèvres. Le liquide épanché est séreux, très-clair, sans mélange de pus ou de sang. Les poumons flottent librement dans ce fluide. Nous les examinons d'abord sans les retirer de leur cavité, nous n'apercevons que quelques fausses membranes sur le feuillet viscéral de la plèvre, le feuillet pariétal de cette séreuse ne nous paraît pas malade. Les poumons et le cœur sont ensuite retirés du thorax pour être examinés de plus près. Sauf la crépitation, qui a disparu à peu près, les poumons semblent sains, ils sont plutôt exsangues que rouges et se dilatent très-bien quand on les insuffle; nous n'y découvrons ni granulations tuberculeuses ni autres, mais le feuillet pleural est épaissi, comme lardacé sur certains points.

L'examen histologique nous fait voir une inflammation à peu près générale de la plèvre; nous ne trouvons nulle part de traces de cancer ni même de lésions disséminées en noyaux ou en foyers; il est donc impossible de rattacher cette pleurésie à notre injection.

L'examen du cœur ne nous fournit rien de particulier, le péricarde est sain, les fibres musculaires de l'organe cardiaque sont indemnes, les vaisseaux normaux. Le sang renfermé dans le poumon et le cœur ne présente rien d'anormal.

Nous n'hésitons pas un instant à accuser le hasard de l'existence singulière d'une maladie pulmonaire chez un chien auquel on a injecté du cancer dans une veine du ventre. Car si l'affection thoracique était dépendante de l'injection, nous aurions trouvé, non une pleurite généralisée, mais des altérations limitées, soit du côté du poumon, soit sur les plèvres. L'épanchement aurait pu être le même dans les deux cas, mais certainement nous aurions vu, dans celui d'embolies, des lésions d'infarctus qui font complétement défaut.

Cette observation ne ressemble nullement à celles des lapins que nous avons citées plus haut, qui avaient succombé avec des pleurites ; car chez ces derniers, les lésions emboliques étaient très-caractérisées, soit du côté du poumon, soit de celui des plèvres. Nous sommes donc forcé de conclure contre le passage des éléments cancéreux de la veine porte à travers l'organe hépatique. Il en eût été tout autrement, si nous avions trouvé des infarctus, à quelque période que ce fût, soit dans les poumons, soit dans les plèvres, soit même dans le cœur.

Quant aux deux petits abcès du foie, nous ne pouvons guère les rattacher qu'à des embolies capillaires.

La tentative que nous venons de faire pour obtenir une généralisation du cancer ne se trouvant pas plus heureuse que les précédentes, nous sommes encore réduit à conclure que cette généralisation ne peut s'obtenir dans les conditions où nous nous plaçons. Nous sommes cependant forcé d'y croire vu les observations cliniques, aussi sommes-nous convaincu qu'il n'y a pas impossibilité absolue, et qu'un jour ou l'autre nous arriverons à trouver la cause de nos insuccès présents.

§ 3.

Des trois expériences qui précèdent et de l'observation que nous avons placée en tête de ce chapitre, il résulte clairement que rien n'est plus facile que la formation de lésions emboliques dans le foie par l'intermédiaire de la veine porte. Nous savons déjà que de semblables productions s'y développent très volontiers, par l'entremise du système aortique. Sous ce rapport le foie ressemble beaucoup au poumon, qui lui aussi a une circulation double. Cette condition anatomique nous rend très-bien compte du grand nombre d'accidents métastatiques que l'on rencontre dans ces deux organes.

Nos expériences nous montrent aussi que l'arrêt brusque de

la circulation porte du foie n'entraîne pas la mort immédiate. Sous ce rapport, il y a donc des différences marquées entre le poumon et le système nerveux d'une part, et le foie d'autre part. Les expériences de la ligature de la veine porte ont du reste établi ce fait depuis longtemps. Les infarctus se développent très-lentement dans le foie, et l'organisme ne s'affecte pas vite de ce genre de lésion, témoins les trois chiens que nous venons de citer.

En pathologie, nous trouvons quelque chose de semblable. Les abcès du foie consécutifs aux maladies intestinales, surtout dans les pays chauds, se développent d'ordinaire avec une lenteur relative. Ne serait-il pas possible d'établir un rapport entre ces abcès et les maladies du tube digestif? Ces abcès ne seraient-ils pas des lésions emboliques dérivant de débris organiques transportés dans la veine porte au moment où l'intestin se trouve ulcéré? ou bien le résultat de thrombus capillaires fragmentés? La maladie intestinale venant à guérir, le foie ne s'affecterait-il d'une manière visible que plus ou moins longtemps après, étant très-patient de sa nature, comme le démontrent nos expériences?

J'ai eu occasion de voir, à la clinique de M. le professeur Schützenberger, des abcès qui s'étaient développés à la suite d'une dysenterie contractée au Mexique. La dysenterie avait guéri sans laisser de trace dans l'intestin et le malade ne succombait que dix-huit mois après à la maladie du foie. Le foie de cet homme présentait deux abcès parfaitement isolés l'un de l'autre, le tissu hépatique ambiant était sain et le pus renfermé dans les kystes était ancien, graisseux, mêlé d'une substance colorante rougeâtre probablement de provenance hématique, en un mot il ressemblait à celui des infarctus ramollis. Je crois que dans les autopsies de ce genre, il faudrait toujours commencer l'opération par une dissection minutieuse de la veine porte, je ne doute pas que l'on ne trouverait ainsi les oblitérations que nous soupçonnons, et peut-être même des éléments étrangers au foie ; elles expliqueraient la formation des abcès de ce viscère, qui sont loin, comme nous venons de le voir, d'offrir les caractères des phlegmons.

Frerichs dit déjà, dans son *Traité des maladies du foie*, qu'il n'est pas rare d'observer, en même temps que la pyléphlébite, des abcès hépatiques. Dance a vu quatre fois une hépatite suppurée se développer de cette manière : une fois ce fut à la suite de la cautérisation d'un cancer du rectum, une autre après l'opération de fistule à l'anus, enfin dans les derniers cas il y avait eu opération de hernie étranglée, et une portion de l'épiploon n'ayant pu être réduite était entrée en suppuration.

Cruveilhier décrit aussi un cas d'abcès du foie, qui se produisit après le taxis prolongé d'un prolapsus du rectum.

Jackson, à Calcutta, vit trois fois le même accident avoir lieu, après l'extirpation de tumeurs hémorrhoïdales.

Buck a vu des abcès du foie résulter de l'inflammation de la veine splénique.

Les observations que nous venons d'emprunter à Frerichs ont amené à l'idée de phlébites capillaires dans les maladies intestinales, et à rattacher ici encore les abcès du foie à la pyléphlébite. Cette manière de voir a été défendue par Ribes et Budd et attaquée par Annesly, Cambay, Rouis, qui veulent que la maladie du foie soit primitive et les lésions intestinales consécutives. Les anciens enfin voulaient que les transmissions des maladies intestinales au foie s'effectuassent par les canaux biliaires. Telle fut encore l'opinion d'Andral et de Broussais.

Cette divergence de convictions prouve bien que la vérité n'est pas encore connue, et que de nouvelles recherches sont nécessaires. Une des causes de cette divergence, c'est qu'au moment des autopsies, les lésions intestinales sont le plus souvent guéries. On est alors très-facilement porté à l'idée d'une maladie primitive du foie ; mais n'avons-nous pas vu chez nos chiens la guérison des plaies que nous avions faites s'effectuer très-rapidement, et à l'autopsie nous n'aurions pu trouver de causes emboliquès, si nous n'avions pas employé des poussières parfaitement reconnaissables. C'est du reste ce qui nous est arrivé pour le chien auquel nous avions injecté des produits cancéreux, que nous n'avons pu retrouver.

Je ne crois pas que dans les cas de ce genre, il faille chercher le point de départ, la source des embolies, parce qu'elle est la plupart du temps introuvable ; mais il s'agit ici de trouver les embolies, c'est-à-dire les causes d'oblitération dans l'organe hépatique lui-même.

Pour cette espèce de recherches, les dissections des branches de la veine porte sont indispensables, elles montreront le mieux les causes d'oblitération. Le microscope donnera toujours des renseignements assez précis sur l'âge et la structure des caillots que le microscope aura découverts.

Si nous avions négligé, dans l'autopsie que nous donnons plus haut, la dissection de la veine porte, nous n'aurions pas pu établir la relation des noyaux cancéreux du foie avec la tumeur de l'estomac. Sans le microscope, nous n'aurions pas pu expliquer la nature des caillots trouvés dans les radicules terminales de la veine porte. Si, au lieu de noyaux cancéreux, nous avions trouvé des abcès, nos recherches nous auraient encore permis une explication rationnelle.

On nous demandera peut-être ici comment il se fait que, les maladies ulcératives de l'intestin étant si fréquentes, les lésions purulentes du foie soient si rares. C'est là l'objection la plus sérieuse à la théorie des métastases dans le domaine de la veine porte. La réponse cependant est des plus faciles, car nous savons que les fragmentations de caillots veineux sont rares, même dans les gros vaisseaux, où le torrent circulatoire a une extrême rapidité ; à plus forte raison doit-il en être ainsi dans les thrombus filiformes, la circulation étant fort lente dans les cônes capillaires.

Une autre cause de difficulté pour le passage des petits caillots dans les branches principales de la veine porte se trouve dans la disposition enlacée des capillaires. Non-seulement les déplacements de caillots sont difficiles, mais même quand ils ont lieu, il n'y a de conséquences fâcheuses qu'autant que les fragments puissent se débarrasser de toutes les entraves qui les retiennent mécaniquement dans les réseaux capillaires.

Nous avons vu chez le premier de nos chiens les poussières injectées retenues dans une veine même considérable, parce qu'elle n'avait pas de vaisseaux collatéraux à circulation suffisamment rapide pour les entraîner promptement.

En tenant compte des considérations anatomiques et physiologiques de la circulation dans les capillaires, il est donc facile de comprendre la rareté des abcès du foie dans la plupart des lésions intestinales, les lésions traumatiques exceptées. Ces dernières s'accompagnent d'ordinaire de thrombus dans des veinules déjà considérables, où les mêmes difficultés de circulation n'existent plus.

§ 4.

La genèse des embolies capillaires dela veine porte entraîne l'étude : 1° des tumeurs qui peuvent végéter ou se vider dans les différentes veines de la cavité abdomniale qui aboutissent au tronc porte ; 2° des affections organiques qui amènent des coagulations dans les vaisseaux capillaires ; 3° des maladies des vaisseaux eux-mêmes et des concrétions qui peuvent s'y former.

L'évolution des infarctus est la même dans le foie que dans les autres organes, aussi n'y reviendrons-nous pas. Nous ajouterons seulement que d'ordinaire le processus est plus lent, comme le démontrent les autopsies de nos chiens.

CHAPITRE II.

QUELQUES CONSIDÉRATIONS SUR L'INFECTION PURULENTE.

§ 1.

Nous venons de démontrer expérimentalement que l'on peut provoquer, presque à volonté, des abcès dans tous les organes et tous les tissus, au moyen de poussières organiques ou inorganiques mêlées au sang artériel ou veineux. Il nous reste à comparer nos résultats avec ceux de la nature dans la maladie dite infection purulente, caractérisée par des altérations variées, dont le dernier terme est la formation d'abcès multiples.

Au point de vue de l'anatomie pathologique, il n'y a pas de différences appréciables entre l'état des organes de nos animaux, et celui des individus qui meurent d'infection purulente. Nous savons en effet aujourd'hui que les abcès métastatiques se développent comme les infarctus dus à des oblitérations capillaires. Je n'en veux pour preuve que l'opinion de Follin ; il vient de formuler sa manière de voir dans son traité de pathologie externe, de la façon suivante :

« Nous allons décrire ces abcès tels que nous les avons sou- « vent étudiés. Dans le poumon et dans le foie où l'on voit « bien leur évolution, on constate, à côté de collections bien « développées, quelques taches ecchymotiques, quelques points « qui paraissent être le siége d'une congestion plus vive que « les autres. Souvent aussi ces points sont indurés, et si l'on « pratique à leur niveau une coupe, on trouve un épaississe- « ment très-circonscrit du parenchyme avec une coloration d'un « brun foncé. Dans le poumon c'est l'aspect de l'hépatisation « rouge, puis peu à peu cette couleur s'altère et passe au gris « jaunâtre, et ensuite au jaune. En même temps survient un ra- « mollissement notable du noyau induré ; d'abord central, ce

« ramollissement finit par atteindre la totalité de l'induration, et « l'abcès métastatique est dès lors formé. Ces deux périodes, « l'une de crudité, l'autre de ramollissement, se passent souvent « fort rapidement. »

Cette description se rapporte en tous points à nos infarctus produits dans n'importe quel organe du chien ou du lapin. N'avons-nous pas montré, dans presque toutes nos autopsies, qu'i n'y a pas inflammation réelle, mais ramollissement nécrobiotique des noyaux d'induration trouvés dans les différents tissus ? Nous avons également insisté sur les diverses périodes de l'infarctus, et notre description n'est-elle pas exactement la même que celle que Follin donne des abcès métastatiques?

Nous pouvons encore invoquer l'opinion de M. le professeur Michel, de Strasbourg, qui s'est beaucoup occupé de l'infection purulente, qui a fait, étant chef des travaux anatomiques, un grand nombre d'autopsies et toujours avec l'aide du microscope.

« Dans les abcès métastatiques, dit-il dans son mémoire sur le « microscope, si j'ai pu quelquefois constater des traces évi- « dentes d'inflammation, je suis obligé de dire que le plus sou- « vent ces caractères m'ont fait défaut. On aurait dit un véritable « ramollissement gangréneux des éléments composant le pa- « renchyme. »

Nous avons nous-même pu constater dans une autopsie que nous rapporterons plus loin, que les abcès métastatiques que l'on observe dans l'infection purulente chez l'homme, ne sont pas des produits d'inflammation, mais le résultat du ramollissement de points indurés, que l'on nomme des infarctus.

Sous le rapport de l'évolution, les infarctus de l'homme ressemblent en tous points aux noyaux indurés d'origine artificielle, suite de poussières que l'on mêle au liquide sanguin des animaux.

Les lésions du poumon et du foie sont les plus fréquentes dans l'infection purulente, d'autres pourront encore se rencontrer dans le cerveau, la rate, qui se ramollissent en divers points. On voit parfois de petits abcès dans les parois du cœur et la substance corticale du rein ; souvent le tissu cellulaire sous-cutané et inter-musculaire, les muscles sont le siége d'abcès multiples. Les abcès du tissu cellulaire sont rapidement fluctuants, et souvent entourés d'un cercle ecchymotique. On peut encore rencontrer des épanchements purulents dans les cavités séreuses et les articulations. Si nous ajoutons à ces lésions déjà si nombreuses, des ecchymoses sous-cutanées, inter-musculaires ou péri-articulaires, nous aurons un tableau anatomo-pathologique assez complet de la maladie.

De toutes ces lésions, quel qu'en soit le nombre, il n'y en a aucune que nous n'ayons reproduite dans nos expériences. Nous sommes surtout arrivé à ce résultat par l'injection de poussières dans le torrent de la grande circulation. En employant des produits colorés, nous avons pu les retrouver dans presque tous les parenchymes. Nous avons vu des artérioles et des capillaires oblitérés par du charbon ou de la fibrine desséchée dans le poumon, le foie, la rate, le cerveau, la moelle, les reins ; dans les membranes séreuses les plus tenues, comme le péritoine, la plèvre, les synoviales et les méninges ; dans toutes les muqueuses, les muscles, le tisssu cellulaire sous-cutané et la peau.

Nous avons fait dessiner des spécimens de la plupart de ces oblitérations. Nous sommes donc parfaitement sûr que les lésions multiples observées dans les organes de nos animaux sont bien le résultat de nos opérations, que les infarctus dépendent des embolies organiques ou inorganiques injectées, et que la suppuration ou le ramollissement constitue le dernier terme de l'infarctus hémorrhagique.

D'un autre côté nous venons d'établir qu'au point de vue du processus pathologique, on ne pourrait pas différencier les lésions produites par nous des oblitérations anatomiques qui caractérisent l'infection purulente. Je n'en donnerai comme preuve que la comparaison de nos dessins avec les pièces de la première autopsie venue d'infection purulente. Le mode de production des accidents locaux de l'infection purulente est-il donc le même que celui qui préside à la formation des métastases que nous obtenons par voie expérimentale ?

Telle est la question qui s'impose à nous actuellement ; nous allons essayer de la résoudre.

§ 2.

A en croire les chirurgiens les plus éminents, le sang des individus atteints d'infection purulente serait presque toujours très-riche en globules blancs. Follin considère la présence de ces éléments comme démontrée; il en est de même de Velpeau, de Sédillot. Dans toutes les autopsies faites par M. le professeur Michel, l'augmentation numérique des globules blancs a été démontrée tout aussi bien dans le sang des artères que dans celui des veines. Chez un amputé, cet auteur vit la proportion des leucocytes aller jusqu'au quart des formes globulaires. Dans notre cas nous avons compté dix globules blancs pour cent rouges. Or il est parfaitement reconnu aujourd'hui que dans la leucémie proprement dite, il y a souvent, sinon toujours, production d'infarctus, tout aussi bien dans les viscères qu'à la périphérie, et que ces lésions tiennent à des arrêts de circulation dans les capillaires. Ces canalicules se remplissent de caillots composés d'éléments blancs, se déchirent souvent sous l'effort de la distension, d'où d'une part les hémorrhagies si fréquentes chez les leucémiques, et d'autre part les abcès multiples que l'on observe chez eux.

Cette explication des infarctus et des hémorrhagies dans la leucocythémie n'a rien de choquant, car Ascheron a parfaitement démontré qu'à l'état normal les corpuscules blancs du sang sont accolés aux parois des petits vaisseaux, les corpuscules rouges occupent le centre, ces derniers seuls circulent, leur viscosité en empêchant les globules blancs. Si donc les cellules blanches augmentent dans de fortes proportions, il en résultera forcément des oblitérations. La leucocythémie accidentelle admise par les auteurs dans l'infection purulente suffirait donc déjà pour expliquer la formation d'abcès multiples, à plus forte raison devrait-il en être ainsi s'il est vrai que dans la pyohémie il y a une espèce de desquamation des épithéliums des vaisseaux, comme l'avance M. le professeur Michel quand il dit :

« Ce qui m'a constamment frappé dans mes recherches sur le « sang des individus morts d'infection purulente, c'est la pré« sence dans ce liquide, de nombreuses cellules d'épithélium « provenant de la face interne des vaisseaux ; je n'ai rien vu de « semblable dans aucune autre maladie. »

Une autre observation digne d'intérêt que nous trouvons encore dans le mémoire sur le microscope de l'auteur que nous venons de citer, c'est que, dans certains cas de pyohémie il se formerait des cristaux dans le sang ; car chez un enfant amputé de la cuisse, mort avec des abcès métastatiques, les veines du bassin renfermaient des cristaux sous forme d'aiguilles, que l'on retrouva dans les foyers du poumon.

§ 3.

Nous ne voulons pas insister sur la provenance des éléments blancs du sang dans l'infection purulente, nous voulons seulement établir qu'ils peuvent se former en dehors du sang et s'y mêler de la même manière que nos poussières organiques ou inorganiques. Leudet n'a-t-il pas recueilli un certain nombre d'observations d'abcès aortiques terminés par la rupture à l'intérieur du vaisseau de poche purulente, et dans tous ces cas, les symptômes de la pyohémie ont été constatés, et des abcès métastatiques se sont développés.

Au dire de Follin les faits de collections purulentes ouvertes dans une veine sont assez rares, parce que le plus souvent en s'épaississant, les parois veineuses s'opposent à la pénétration du pus; mais on peut en trouver des exemples incontestables. Budd, Rokitansky, Piorry ont cité des cas d'abcès du foie ouverts dans la veine porte. Demeaux a vu sur le cadavre d'une femme un abcès de la fosse iliaque droite, ouvert dans la veine cave inférieure; un épanchement purulent circonscrit se trouvait à la base du poumon droit dans la plèvre.

Dans une foule de cas d'infection purulente, les éléments étrangers que l'on rencontre dans le sang dépendent du ramollissement de caillots existant dans les veines périphériques; que ce soient des globules blancs, des grains de fibrine, de la graisse ou des cristaux, le résultat sera toujours le même : les premiers capillaires qu'ils rencontreront, les arrêteront et il se formera des infarctus. Si le déversement de ces produits se fait dans le sang artériel, il est facile de s'expliquer la multiplicité des abcès, car nous rentrons dans le cas de nos injections de poussières dans le ventricule gauche.

Il n'en est pas de même quand les éléments étrangers pénètrent dans les veines ou y naissent et sont entraînés plus loin. En cette occurrence, le premier système capillaire qu'ils rencontreront sur leur passage, sera celui de l'artère pulmonaire, ou celui de la veine porte. Dans l'un et l'autre cas il ne devrait pas y avoir formation d'abcès en dehors de ces deux organes: dans le poumon, si les détritus périphériques sont amenés par les veines caves; dans le foie, s'ils arrivent par la veine porte.

Telle est du moins la conclusion qui résulte de nos expériences sur les veines périphériques aboutissant à la veine cave et sur les branches qui mènent à la veine porte. Ici la nature nous donne un démenti formel, car il est rare que l'on trouve des infarctus uniquement dans le poumon ou le foie. Les premiers accidents, il est vrai, se manifestent dans ces organes, mais généralement des métastases dans d'autres viscères ne se font pas longtemps attendre. Nos expériences ne peuvent donner une explication victorieuse de ce fait. Ni moi, ni mes devanciers, n'avons pu faire traverser le poumon à des poussières soit organiques soit inorganiques en injectant par la jugulaire ou toute autre veine périphérique. M. Sédillot a obtenu une fois des accidents pulmonaires à la suite d'injection dans la veine porte. Son expérience ressemble tellement à celle faite sur notre chien porteur des deux petits abcès du foie et d'un épanchement pleurétique, que nous n'avons osé conclure à un passage à travers le foie, de la matière injectée, pour expliquer les accidents thoraciques. Dans les cas de ce genre, comment se rendre compte des abcès situés en même temps dans les deux centres circulatoires que nous venons de nommer ?

§ 4.

Grâce à l'étude attentive de quelques faits cliniques, je crois pouvoir résoudre la question. En effet, toutes les fois qu'il y a dans le poumon ou le foie, abcès, infarctus ou simplement arrêt durable de circulation dans certains territoires vasculaires, ne doit-il pas nécessairement arriver, que le sang cessant d'être poussé en avant, se coagule, et qu'il se forme des thromboses plus ou moins fortes suivant le calibre des vaisseaux ? Ces caillots ne pourront-ils pas dès lors subir des transformations, être plus tard entraînés par la circulation collatérale, et arriver ainsi, partant du foie, dans les poumons, ou partant de ces derniers émigrer dans la grande circulation ? De cette manière la généralisation des accidents se comprendrait, nous retomberions dans notre série d'expériences sur le cœur gauche.

La proposition que je viens d'avancer, n'est pas une simple spéculation de l'esprit, elle a pour base des faits incontestables. Virchow a en effet vu, chez un individu dont le poumon était atteint de foyers gangréneux, des coagulums veineux se former dans les veines de cet organe, d'où ils pénétrèrent dans la grande circulation et amenèrent des foyers dans le foie, le cœur, la rate, le cerveau, les reins et la peau (*Archiv für pathologische Anatomie*, t. I, p. 332).

Frerichs, de son côté, écrit à la p. 412 de son livre : « En « examinant attentivement les abcès pyohémiques du foie, on « trouve très-souvent que les veines hépatiques sont plus ou « moins remplies par des thrombus, tandis que je n'ai jamais pu « observer qu'il en soit ainsi pour les vaisseaux de la veine porte « ou pour ceux de l'artère hépatique. »

Dans beaucoup d'autopsies de malades atteints de suppurations chroniques du poumon, soit tuberculeuses, soit caséeuses, j'ai trouvé à l'entour des cavernes, les veinules pulmonaires remplies de caillots plus ou moins anciens. Du reste, j'ai signalé dans l'autopsie de notre deuxième observation un grand nombre de petits caillots dans les veinules pulmonaires, qui auraient pu se ramollir et être entraînés très-facilement dans la grande circulation et devenir ainsi des embolies du système aortique. J'ai à mentionner ici une observation d'infection purulente, où j'ai pu démontrer par l'autopsie jusqu'à l'évidence la véracité de ma manière de voir.

OBSERVATION IX.

Clinique chirurgicale.

Fracture comminutive de l'extrémité inférieure de la jambe. — Amputation consécutive à des accidents de résorption. — Mort.

(*Observation recueillie par M. Haas, interne du service.*)

Le 18 septembre 1867, entre à la clinique de chirurgie, de Strasbourg, le nommé J... M..., âgé de quarante-deux ans, ouvrier tuilier.

Cet homme, en passant au-dessus d'une fosse de 4 mètres de profondeur, avec une charrette remplie de pierres, fait un faux pas, qui le précipite, lui et sa charrette, au fond de la fosse ; dans cette chute, il se casse la jambe gauche et est aussitôt transporté à l'hôpital.

A son entrée, l'on constate une fracture des deux os de la

jambe immédiatement au-dessus des malléoles, compliquée de plaie, avec issue du fragment supérieur du tibia. Il n'y a pas d'hémorrhagie sérieuse. Une petite plaie existe à la partie supérieure et interne de la jambe.

On procède immédiatement à l'application d'une gouttière plâtrée, munie d'une fenêtre au niveau de la plaie. Le lendemain, un chevauchement assez considérable des fragments ayant été constaté, on remplace le premier appareil par un autre, qui cette fois maintient bien la réduction.

Dans les quatre jours qui suivent, le pied gonfle notablement; une rougeur diffuse s'étend sur toute la face externe de la jambe ainsi que sur le pied; il existe de la fluctuation à la partie inférieure et externe de la jambe. On pratique, *loco dolenti*, une incision de 3 centimètres par laquelle il s'écoule une quantité notable de pus, que l'on ramène surtout du pied et de la partie inférieure de la jambe.

Jusqu'au 30 septembre plusieurs incisions sont encore pratiquées sur le dos du pied et à la partie inférieure de la jambe. L'appareil étant alors hors d'usage par l'abondance du pus qui le baigne, on applique une nouvelle gouttière en plâtre.

Jusque-là le malade ne s'est jamais plaint. Il n'éprouve aucune douleur, il dort bien; ses fonctions digestives sont assez bonnes, lorsque, dans la journée du 3 octobre, il est pris d'un fort frisson, qui se répète encore deux fois dans la nuit du 3 au 4. La question de l'amputation est immédiatement posée; cependant le développement d'une rougeur érysipélateuse à la partie postérieure de la jambe pouvant jusqu'à un certain point rendre compte des frissons, il est sursis à l'opération.

On donne 20 pilules de sulfate de quinine.

Dans la nuit du 5 au 6, nouveau frisson; plus de doute possible; ces frissons répétés sont bien des accidents de résorption; l'amputation est résolue pour le lendemain 7 octobre. Mais du 6 au 7, trois nouveaux frissons ayant eu lieu, l'opération est de nouveau remise.

Le 8, aucun nouveau frisson n'ayant paru depuis la veille, l'amputation est pratiquée au tiers supérieur de la jambe. Les tissus laissés dans le moignon ne paraissent pas tout à fait sains : quelques ecchymoses au milieu des muscles, un peu de pus dans la veine satellite du tronc tibio-péronier.

L'autopsie du membre démontre que les accidents ont eu pour point de départ, non pas le foyer de la fracture même, mais un foyer de suppuration profond, logé dans l'épaisseur du gastrocnémien du côté interne, que le bistouri n'avait pu atteindre. De ce foyer part une veine qui va s'aboucher avec l'une des veines satellites de l'artère tibiale postérieure, on la trouve remplie d'éléments puriformes; la veine tibiale elle-même en contient dans toute son étendue au-dessus du foyer; plus bas elle est bouchée par un caillot. L'autre veine satellite est épaissie dans une certaine hauteur; elle ne contient pas de matières puriformes, mais un caillot ancien; de plus sa paroi interne est tapissée par une fausse membrane, qui se laisse facilement râcler.

Le malade est pris d'un violent frisson aussitôt après l'amputation. Nouveau frisson léger avec délire dans la soirée du 9. Le sulfate de quinine est continué à la dose de 12 à 15 pilules. La plaie du moignon est lavée avec une solution d'acide phénique, 10 grammes; sulfate de fer, 4 grammes; eau distillée, 200 grammes.

Jusqu'au 15 octobre le malade n'a plus de frisson, mais un mouvement fébrile continu; transpirations abondantes; légère diarrhée; toux peu fréquente; quelques râles muqueux dans la partie postérieure de la poitrine. On constate un épanchement abondant dans l'articulation du genou gauche, distendant la capsule jusqu'à mi-hauteur de la cuisse. On y applique un vésicatoire, puis de la teinture d'iode. Il existe en outre quelques traînées de lymphite. Le long des vaisseaux, on sent également un cordon dur formé par la veine, oblitérée sans doute par un caillot. Cautérisations ponctuées.

Le 17, le malade est repris de frissons, en même temps il délire, la respiration est précipitée, anxieuse etc. Le lendemain le patient a repris toute sa connaissance; il se trouve toujours bien quand on l'interroge. Le 19, il tombe dans un état typhoïde prononcé, dans lequel il succombe à 2 heures de la nuit.

Autopsie faite trente-six heures après la mort, par M. Feltz, avec le concours de MM. Haas et Keller.

Nous commençons par la dissection des veines du membre amputé. Nous trouvons les veines qui plongent dans le moignon, oblitérées par des caillots, mais n'ayant subi aucun ramollissement. Plus haut, depuis la partie supérieure du creux poplité jusqu'au point de réunion de la veine fémorale superficielle avec la profonde, nous constatons dans la veine l'existence d'un caillot blanc jaunâtre ramolli à sa partie supérieure. Les parois des veines n'ont subi aucun changement de structure.

Le bout de l'artère tibiale plongeant dans le moignon est complétement oblitéré par du tissu de cicatrice.

Les muscles de la cuisse, surtout à la partie inférieure, ont une couleur noirâtre; ils sont infiltrés de liquides séro-purulents. La fibre musculaire elle-même a subi une altération, qui consiste dans une sorte de dissociation de ses éléments, caractérisée par la disparition des stries transversales et longitudinales et par une infiltration graisseuse.

En faisant une incision dans les fibres du triceps vers la moitié inférieure de la cuisse, on tombe dans un vaste foyer purulent occupant la moitié de la hauteur de la cuisse et sa moitié antérieure; le doigt indicateur, porté dans ce foyer, pénètre jusque dans la cavité articulaire du genou.

Le pus trouvé dans ce foyer est remarquable par la quantité d'éléments gras dont il est presque uniquement formé.

Le sujet de l'observation ayant surtout présenté durant sa vie des symptômes du côté des poumons, nous passons immédiatement à l'examen de ces organes.

Les cavités pleurales sont parfaitement libres ; elles contiennent quelques cuillerées d'épanchement citrin, des deux côtés.

Le poumon gauche est tout à fait sain ; il crépite dans toute son étendue. Le poumon droit est également sain en avant ; mais en arrière, vers la partie moyenne du lobe supérieur, on trouve une petite surface assez régulièrement circulaire, de la grosseur d'un pois coupé en travers, de couleur blanche et dont la circonférence est entourée d'un cercle rouge (voy. pl. VIII, fig. 4). Une incision pratiquée à ce niveau fait voir une petite cavité sphérique remplie d'éléments puriformes ; tout autour, le tissu pulmonaire dans une étendue de 1 à 2 millimètres est induré, comme hépatisé, d'une couleur rouge brun, due manifestement à de l'épanchement sanguin.

Tout à fait à la base du même poumon, nous trouvons trois autres petits abcès serrés les uns contre les autres déjà complétement ramollis (voy. pl. VIII, fig. 3) ; au-dessous se trouvent quelques taches d'un rouge brun dues à des infarctus.

En faisant une incision dans les muscles de la partie postérieure de la jambe droite, nous tombons dans un foyer assez vaste, occupant la partie tout à fait profonde du mollet ; il s'en écoule une assez grande quantité de pus épais mélangé de sang.

Le foie, la rate, les veines, les articulations ne présentent pas de traces d'infarctus ou d'abcès.

Le cerveau n'a pu être examiné, le sujet étant strictement réclamé par sa famille.

L'examen histologique des caillots veineux périphériques démontre déjà des altérations manifestes : une déformation évidente des globules rouges, qui sont ratatinés, une très-grande quantité de globules blancs mêlés à des granulations fibrino-graisseuses ; des épithéliums des vaisseaux, quelques cristaux d'hémato-cristalline et des granulations pigmentaires isolées ou agglomérées se voient sur presque toutes les plaques de préparation (voy. pl. VIII, fig. 7). Dans les points les moins consistants des caillots, les fibrilles de fibrine prédominent.

Le sang veineux examiné au microscope se trouve très-chargé de globules blancs, 10 p. 100; on y distingue aussi une grande quantité de globulins et des débris d'épithéliums des parois vasculaires.

Le sang artériel se trouve dans les mêmes conditions.

Le pus, pris n'importe dans quel organe, se présente avec une grande quantité de globules déformés, de granulations libres et de graisse.

Les abcès du poumon, examinés avec soin, sont évidemment constitués par un liquide se rapprochant plutôt du lait que du pus. On n'y distingue en effet pas un seul globule purulent bien formé, mais une masse de granulations graisseuses et des éléments cellulaires déformés (voy. pl. VIII, fig. 6).

Les débris du tissu pulmonaire renfermé dans la cavité des abcès nous montrent un processus nécrobiotique bien plutôt qu'inflammatoire, c'est-à-dire des fibres élastiques déchirées et une grande quantité de granulations et de gouttelettes de graisse avec quelques cristaux d'hémato-cristalline. Cette recherche nous démontre jusqu'à l'évidence que le point de départ de la lésion est un ramollissement de caillots sanguins (voy. pl. VIII, fig. 2).

Dans les points rouges périphériques des abcès et dans les taches indurées non encore ramollies, nous découvrons les signes d'une hémorrhagie interstitielle : des globules rouges libres plus ou moins déformés, des éléments graisseux probablement de provenance pulmonaire et des cristaux d'hémato-cristalline de différentes nuances. Les vésicules pulmonaires sont remplies d'éléments gras comme dans la fig. 6, pl. I.

L'examen des vaisseaux artériels et veineux, à l'entour des nodosités que nous avons signalées, nous fournit les résultats suivants : les artérioles sont remplis de caillots blancs, très-friables, composés d'une grande quantité de leucocythes, de fibrilles fibrineuses, de granulations graisseuses, de points pigmentaires, de cristaux et d'épithéliums détachés des parois (voy. pl. VIII, fig. 5).

Les veinules renferment des caillots beaucoup moins anciens. A un faible grossissement on voit ces vaisseaux présenter de distance en distance des varicosités remplies d'une substance rouge jaune. Au grossissement de 400, on constate que les caillots qui oblitèrent ces veinules sont principalement composés de fibrine, de molécules albuminoïdes, de globules rouges déformés et de globules blancs.

Si l'on compare les plaques chargées des éléments des caillots périphériques et celles qui portent les préparations des artérioles pulmonaires, on se trouve dans l'impossibilité d'établir des différences (voy. pl. VIII, fig. 5 et 7). Il n'en est pas de même pour les préparations des veinules, qui montrent les signes de la période initiale de la coagulation du sang.

§ 5.

Depuis que j'ai connaissance des faits que je viens de rapporter, et que j'ai vérifié par moi-même l'état des vaisseaux rouges dans les pneumopyohémies avancées et l'infection purulente, je n'ai plus le moindre doute sur la provenance de certaines lésions si difficiles à expliquer chez les phthisiques. Je crois que les abcès qui se développent si souvent chez eux dans le tissu cellulaire, la peau, et quelquefois dans les viscères, ont pour point de départ des embolies capillaires de source pulmonaire. Je suis même persuadé que les ulcérations intestinales si fréquentes chez ces malades, et qui ne sont pas tuberculeuses, ont la même origine. On comprendrait ainsi la relation qui existe entre des lésions jusqu'ici tellement disparates ; on expliquerait par exemple le rapport de la phthisie et de la fistule anale, de la pneumonie caséeuse et des ulcérations multiples des intestins. Comme commencement de preuve de ce que j'avance je puis citer un fait qui m'a été communiqué par M. Keller, aide d'anatomie de la Faculté, et M. Haas, interne du service de chirurgie.

Dans le courant du mois de septembre dernier entrait à la clinique de chirurgie un jeune homme de vingt et un ans, atteint de tumeur blanche très-avancée du genou gauche. Quelques jours après son entrée, vu les souffrances vives qui le tourmentaient, on se décida à lui faire l'amputation de la cuisse, malgré un certain nombre de symptômes non équivoques de phthisie pulmonaire, tels que : enrouement, submatité à gauche, expectoration puriforme etc. ; il n'existait pas de signes de ramollissement. Après l'amputation, le malade, qui était considérablement émacié, parut un instant devoir se relever. Mais au bout de quelques jours se déclarèrent les signes d'une pneumonie caséeuse à marche très-rapide. Malgré cela, la plaie du moignon continuait à marcher vers la cicatrisation, et quatre semaines après l'amputation le malade succombait aux progrès de la phthisie, sans avoir présenté d'autres symptômes qu'un affaiblissement rapide, une expectoration peu abondante, quelques légers frissons, et vers la fin une aphonie complète.

L'autopsie démontra l'existence d'une pneumonie caséeuse très-avancée, surtout dans le poumon gauche, caractérisée par la présence de noyaux de ramollissement de grandeur très-variable, depuis celle d'un grain de millet jusqu'à celle d'une pièce de deux francs. Au sommet du même poumon se trouvaient trois ou quatre petites cavernes de la grandeur d'une aveline, remplies de détritus puriforme et entourées d'un cercle d'hépatisation très-marqué.

Les autres viscères ne présentaient rien de particulier ; rien non plus dans le membre amputé.

M. Keller, aide d'anatomie de la Faculté, venant à disséquer la région du périnée, trouva la loge superficielle parfaitement normale. Ayant incisé le ligament de Carcassonne, il vit s'en échapper un flot de pus. Intrigué par cette découverte inattendue, il continua la dissection, et trouva les plexus péri-prostatique et hémorrhoïdaux gorgés d'un liquide puriforme. En outre, les aponévroses formant les parois du kyste présentaient des signes évidents d'inflammation, car elles étaient épaisses et couvertes de fausses membranes. La prostate elle-même fut ensuite fendue: elle montra dans son intérieur des abcès sinueux paraissant occuper les vaisseaux de cette glande.

Il est à regretter que ces pièces n'aient pas été examinées au microscope, car on aurait certainement trouvé dans les vaisseaux pulmonaires, autour des cavernes, des caillots en voie de détritus, semblables à ceux que M. Keller vit dans les lacis veineux péri et intra-prostatiques.

L'explication par embolies capillaires des phénomènes éloignés, dans certaines maladies primitivement simples, se trouve indirectement confirmée par les nombreuses inoculations sous-cutanées de tubercules ou d'autres produits organiques, faites dans ces derniers temps par MM. Villemin, Lebert, Empis, Hérard, Collin, Clark, et par nos propres expériences que nous allons rapporter.

§ 6.

DEUXIÈME SÉRIE D'EXPÉRIENCES.

PREMIÈRE EXPÉRIENCE.

Le 8 décembre 1866, nous inoculons à trois petits lapins, âgés de quinze jours à trois semaines, du tubercule pris sur une femme morte au service de M. le professeur Hirtz. L'inoculation est faite, à l'aide d'une lancette, derrière l'oreille gauche, en présence de M. le professeur Michel.

Le poumon de la malade avait été examiné au microscope par MM. Michel et Morel, professeurs à la Faculté. La petite masse tuberculeuse une fois déposée dans le tissu cellulaire sous-cutané, nous refermons la plaie à l'aide d'un fil de soie, pour empêcher la sortie de la matière d'inoculation. Un quatrième lapin, de la même portée que les précédents, est enfermé avec eux et leur mère dans une cage cadenassée.

Deux des trois lapins inoculés succombèrent, au bout de huit jours, à un érysipèle, qui s'étendit de la plaie à toute la tête; les capillaires étaient gorgés de sang coagulé ayant déjà subi des modifications régressives.

L'autopsie ne révéla aucune lésion viscérale.

Le troisième lapin inoculé vécut six semaines; la plaie n'avait guéri qu'à la fin du premier septenaire. A l'autopsie, nous avons trouvé dans les poumons sept ou huit petites granulations blanchâtres, qui, d'après leur forme, pouvaient simuler des granulations tuberculeuses, mais qui, examinées au microscope, furent reconnues pour n'être que de petits abcès à pus sec, en voie de dégénérescence graisseuse (infarctus à différentes périodes de ramollissement).

M. Michel, qui examina également le poumon en question, n'y trouva que du pus, et nullement du tubercule.

La plaie, disséquée avec soin, montra une induration manifeste des bords, signe évident d'une inflammation antérieure; la masse inoculée ne put être retrouvée.

DEUXIÈME EXPÉRIENCE.

Le 26 mars 1867, nous recommençons nos inoculations, sur trois lapins de six semaines; mais, au lieu d'inoculer du tubercule vrai, nous nous servons de matière caséeuse provenant d'un homme mort de pneumonie caséeuse au service de M. le professeur Schützenberger.

Nous avons procédé comme la première fois; nous n'avons obtenu aucun résultat. Deux des lapins moururent au bout de quinze jours, sans présenter à l'autopsie autre chose que des signes d'entérite et des suppurations avec décollement aux plaies d'inoculation. Le troisième lapin, sacrifié au bout de trois mois, n'offrit non plus aucune trace de maladie : une induration très-sensible au niveau du lieu d'inoculation; pas de traces de la matière inoculée.

TROISIÈME EXPÉRIENCE.

Le 25 mai, en préseuce de M. le docteur Herrenschmidt et de M. Laveran, interne à l'hôpital civil, nous inoculons du tubercule à trois lapins presque adultes, en suivant toujours le même procédé opératoire.

Deux des lapins succombèrent le deuxième et le troisième jour après l'opération. Le troisième vécut six semaines.

A l'autopsie de ce dernier, nous trouvons dans le foie une dizaine de granulations blanches, molles, qui, examinées au microscope, présentent de nouveau des éléments ressemblant à du pus graisseux. Les poumons sont intacts, sauf quelques petits foyers assez consistants, variant du rouge brun au jaune clair (infarctus pulmonaires).

Les résultats de ces inoculations, comparés à ceux obtenus par nos injections de poussières tuberculeuses et autres dans le système pulmonaire et le domaine aortique, nous permettent de dire que :

1° L'inoculation du tubercule emprunté à des individus morts, ou celle de tout autre produit organique pris dans les mêmes conditions, peut déterminer des lésions dans divers points du corps.

2° Les productions pathologiques éloignées du point d'inoculation ne sont pas du tubercule, à proprement parler, mais des infarctus ou des abcès ; le microscope seul peut établir cette différence.

3° Ces abcès ont pour point de départ des embolies capillaires, ou formées sur place par suite d'inflammation de la plaie, ou arrivées dans la circulation par rupture des capillaires au niveau du lieu d'inoculation. M. Collin a du reste déjà démontré que la transmission peut se faire par les lymphatiques.

CONCLUSIONS.

Des faits cliniques et des résultats d'expériences mentionnés dans la troisième partie de notre travail, nous pouvons déduire les considérations suivantes :

1° Les oblitérations des capillaires du système de la veine porte, si complètes qu'elles soient, n'amènent jamais la mort immédiate, comme cela arrive pour l'artère pulmonaire et les artères cérébrales.

2° Les infarctus hépatiques, dépendant d'embolies capillaires, débutent toujours par des ruptures de vaisseaux, des hémorrhagies interstitielles, d'où des noyaux hémorrhagiques très-circonscrits.

3° Les abcès du foie, consécutifs à des embolies capillaires, sont bien plutôt des foyers de ramollissement que des abcès proprement dits.

4° Les abcès dont il est question ici, se développent beaucoup plus lentement dans le foie que dans les autres viscères. Cette espèce de patience de l'organe hépatique pour les lésions circonscrites, explique le retard des affections hépatiques sur les lésions intestinales et liénales, auxquelles elles sont cependant souvent liées, ainsi que le démontre la clinique. Si l'apparition de phénomènes emboliques du côté du foie, dans les diverses lésions ulcératives de l'intestin, n'est pas plus fréquente, cela tient probablement à la disposition, par arcades superposées, des capillaires, des veinules et des veines qui forment des radicules du système porte ; on comprend très-aisément la difficulté du passage de fragments, si petits qu'ils soient, à travers des vaisseaux si souvent coudés.

5° Le passage direct de poussières organiques ou inorganiques à travers le foie n'a pu être démontré jusqu'à ce jour.

6° L'examen attentif des vaisseaux sanguins artériels et veineux, à l'entour des foyers parenchymateux, démontre qu'il se forme toujours, dans ces cercles inflammatoires, des thromboses, qui peuvent parcourir les différentes phases des caillots.

7° En nous appuyant sur cette disposition du système vasculaire autour des foyers des viscères, nous pouvons, jusqu'à un certain point, admettre que les lésions éloignées dépendent de la migration de fragments de caillots et de leur arrêt dans les différents points consécutivement lésés.

8° Les abcès métastatiques de l'infection purulente ne sont autre chose, au point de vue anatomique du moins, que des infarctus ramollis, en tout semblables à ceux que nous provoquons par nos injections de poussières organiques ou inorganiques.

9° Nous avons démontré, jusqu'à l'évidence, la similitude des caillots trouvés dans les artérioles pulmonaires aboutissant aux territoires malades avec ceux des veines périphériques.

10° Il nous a été impossible de produire artificiellement dans le foie des foyers spécifiques, cancéreux ou tuberculeux, quoique des faits cliniques bien constatés nous forcent à admettre ce mode de généralisation des tumeurs.

§ 7.

Je viens de rapporter, aussi succinctement que possible, les faits et les expériences concernant les embolies capillaires qu'il m'a été donné d'observer dans les deux dernières années.

J'ai cherché, comme je le dis dans mon avant-propos, à imiter par des expériences les procédés de la nature dans certaines affections jusqu'ici peu connues. Je crois être arrivé à des résultats positifs, je les ai signalés sous forme de conclusions à la fin de chacune des trois premières parties de ce travail. Pour faciliter au lecteur l'étude de ce mémoire long et aride, je juge nécessaire, avant de passer aux considérations historiques et pathogéniques, de présenter dans un seul tableau toutes les conclusions que je crois pouvoir déduire de mes expériences et de observations cliniques.

CONCLUSIONS GÉNÉRALES.

PREMIÈRE PARTIE.

I.

La clinique démontre que la mort est possible par embolies capillaires de l'artère pulmonaire, dans des cas où elle n'aurait pas lieu sans la production de ces embolies.

II.

Ce fait d'observation se trouve confirmé par un grand nombre d'expériences.

III.

Nous avons établi aussi que, si souvent la mort a une cause déterminante éloignée, il n'en est pas moins vrai que la cause directe, immédiate, se trouve dans les embolies capillaires, qui hâtent l'issue fatale et qui impriment à la maladie un caractère saillant qu'elle n'aurait pas eu sans leur intervention.

IV.

Nous avons montré que les embolies capillaires ne tuent pas nécessairement, et qu'elles sont souvent le point de départ de lésions pulmonaires appelées *infarctus*, qui peuvent avoir des évolutions diverses. Nous avons fait ressortir la difficulté de l'étude de ces infarctus, comparativement à d'autres productions pathologiques dont l'organe pulmonaire peut être le siége. Nous avons surtout insisté sur l'étude des processus morbides pour vaincre cette difficulté.

V.

Nous attirons l'attention sur le rôle que peuvent jouer les embolies capillaires dans les congélations et les brûlures.

VI.

L'infarctus consécutif à des embolies capillaires a toujours pour base une hémorrhagie dépendant de la rupture des capillaires.

VII.

Nous avons aussi établi la possibilité de la résorption des embolies, et cité les cas cliniques où semblable terminaison aurait pu avoir lieu si la mort n'était survenue par d'autres causes. Nous avons enfin cherché à démontrer que les embolies capillaires peuvent s'organiser comme d'autres caillots veineux, et n'avoir comme conséquence qu'une oblitération définitive de quelques capillaires, à laquelle suppléerait bientôt une circulation collatérale très-facile à établir.

VIII.

Nous avons terminé notre première partie par l'étude des conditions connues de formation des embolies capillaires, en insistant surtout sur un mode de généralisation des néoplasmes à peine soupçonné jusque dans ces derniers temps. Les faits auxquels nous faisons allusion renferment de curieux renseignements sur l'évolution ultérieure des embolies de néoplasmes cartilagineux ou fibro-plastiques. Ils démontrent jusqu'à l'évidence que des parcelles très-minimes de ces tumeurs peuvent se développer à l'endroit même de leur arrêt, s'y accroître et y prendre même des proportions considérables en faisant disparaître par refoulement la paroi du vaisseau et le tissu pulmonaire voisin.

IX.

Touchant ce mode de généralisation, nous avons fait quelques réserves, car nous n'avons jamais pu obtenir de résultat semblable chez les animaux, avec des substances prises sur les cadavres. Nous croyons, de par nos expériences, et de par les deux observations dont l'une nous est personnelle, que la condition essentielle de reproduction et de généralisation par embolie d'un néoplasme, se trouve dans la vie des éléments qu'on transplante, et de certaines dispositions organiques particulières que nous ne connaissons pas, mais que nous appelons *diathèses*, soit qu'elles appartiennent à l'élément transporté, soit qu'elles dépendent de l'organisme auquel on pratique l'inoculation.

DEUXIÈME PARTIE.

X.

Un certain nombre de morts subites s'expliquent par l'anémie cérébrale; elles sont déterminées par la migration d'embolies capillaires dans les artères cérébrales, qu'elles bouchent dans leurs radicules terminales. La mort survient tout aussi vite et avec les mêmes symptômes que lorsqu'on lie toutes les artères qui vont à l'encéphale. Nombre de nos expériences établissent ce fait jusqu'à l'évidence. La clinique le démontrera probablement dans les cas de rhumatismes cérébraux, où la mort survient très-rapidement, sans qu'on ait pu jusqu'ici, en déterminer la cause prochaine, à l'autopsie.

XI.

Les embolies capillaires rendent compte de la mort subite dans les cas où la circulation cérébrale se trouve déjà entravée, soit par des bouchons fermant incomplétement des troncs assez volumineux, soit par toute autre cause. Elles jouent ici le rôle de cause immédiate de la mort, qui arriverait certainement plus tard par l'évolution fatale des lésions existantes, mais, sans ces dernières, elles n'auraient peut-être occasionné que des troubles passagers, comme cela a eu lieu chez la femme atteinte de rhumatisme cérébral, que nous citons dans le cours de notre travail.

XII.

Les embolies capillaires déterminent souvent des ramollissements cérébraux, qui diffèrent, au moins au début, pour la forme anatomique, des ramollissements dus à des embolies de gros troncs ou à des thromboses veineuses. La caractéristique de ces ramollissements est la fragmentation brusque de la substance nerveuse par des raptus capillaires multiples. Les ramollissements de la moelle épinière, dus à la même cause, ressemblent en tous points à ceux du cerveau.

XIII.

Les embolies capillaires, partant du cœur, peuvent prendre toutes les directions; on peut en découvrir dans tous les tissus, dans les viscères et les membranes. Dans les membranes, elles déterminent des ecchymoses qui peuvent suppurer ou se résorber; dans les viscères, elles donnent lieu à des lésions, dont le premier terme est l'infarctus hémorrhagique, le dernier, l'abcès graisseux. Nous n'avons jamais pu faire traverser à des embolies des réseaux capillaires; ceux-ci les ont toujours arrêtées, et les ont empêchées de pénétrer dans les veines et les poumons.

XIV.

L'infarctus consécutif aux embolies capillaires est toujours hémorrhagique, parce que la rupture des capillaires est presque forcée, vu la minceur de leurs parois d'une part, les efforts du sang sur les bouchons d'autre part. Si l'embolus reste engagé dans un capillaire sans qu'il y ait rupture de vaisseaux, il n'y a pas infarctus, car la circulation collatérale est très-facile; il peut y avoir abcès par irritation, mais alors le processus est tout autre que dans l'infarctus proprement dit, où les phénomènes inflammatoires sont toujours secondaires.

XV.

Dans les embolies capillaires du système aortique, les accidents pulmonaires sont les plus rares, les accidents cérébraux les plus fréquents; la disposition des artères bronchiques rend assez bien compte de cette différence.

XVI.

Nous avons démontré l'existence des embolies dans les plus petites artérioles et les capillaires de tous les organes, même dans les vaisseaux des synoviales; on peut donc facilement se rendre compte des accidents de suppuration vraie ou fausse qui surviennent si souvent chez les individus portant, en un point quelconque du système aortique, une source embolique. Les observations cliniques que nous rapportons sont en parfaite concordance avec nos expériences, tant au point de vue anatomique qu'au point de vue clinique.

XVII.

Comme pour les embolies pulmonaires, nous croyons qu'il est tels cas où, dans le système aortique, il puisse y avoir résorption de la substance embolique; nous en avons pour preuve le chien qui a guéri d'une injection de pus dans le cœur gauche. Cette observation nous rappelle involontairement celle de notre rhumatisme cérébral.

XVIII.

Nous avons cherché à établir que l'infarctus suffit pour dire qu'il y a embolie, surtout si l'on trouve une lésion pouvant être la source de bouchons migrateurs. Notre proposition s'applique tout aussi bien à la clinique qu'à l'anatomie pathologique, et repose sur ce principe : que, dans les mêmes conditions, les mêmes effets doivent avoir les mêmes causes. C'est ainsi que nous avons cherché à rattacher à l'existence d'embolies capillaires certaines lésions locales, circonscrites, survenant dans des maladies générales, et dont les modifications chimiques du sang ne peuvent nous rendre compte.

XIX.

Quant à la généralisation des tumeurs malignes par embolies capillaires dans le système aortique, nous n'avons pu l'établir expérimentalement; les observations cliniques nous font également défaut. Toutefois nous croyons que l'on peut admettre ici ce que nous avons établi par des faits positifs, à propos des embolies de la circulation pulmonaire.

TROISIÈME PARTIE.

XX.

Les oblitérations des capillaires du système de la veine porte, si complètes qu'elles soient, n'amènent jamais la mort immédiate, comme cela arrive pour l'artère pulmonaire et les artères cérébrales.

XXI.

Les infarctus hépatiques, dépendant d'embolies capillaires, débutent toujours par des ruptures de vaisseaux, des hémorrhagies interstitielles, d'où des noyaux hémorrhagiques très-circonscrits.

XXII.

Les abcès du foie, consécutifs à des embolies capillaires, sont bien plutôt des foyers de ramollissement que des abcès proprement dits.

XXIII.

Les abcès dont il est question ici, se développent beaucoup plus lentement dans le foie que dans les autres viscères. Cette espèce de patience de l'organe hépatique, pour les lésions circonscrites, explique le retard des affections hépatiques sur les lésions intestinales et liénales, auxquelles elles sont cependant souvent liées, ainsi que le démontre la clinique. Si l'apparition de phénomènes emboliques du côté du foie, dans les diverses lésions ulcératives de l'intestin, n'est pas plus fréquente, cela tient probablement à la disposition, par arcades superposées, des capillaires, des veinules et des veines qui forment les radicules du système porte ; on comprend très-aisément la difficulté du passage de fragments, si petits qu'ils soient, à travers des vaisseaux si souvent coudés.

XXIV.

Le passage direct de poussières organiques ou inorganiques à travers le foie n'a pu être démontré expérimentalement jusqu'à ce jour.

XXV.

L'examen attentif des vaisseaux sanguins artériels et veineux à l'entour des foyers parenchymateux, démontre qu'il se forme toujours, dans ces cercles inflammatoires, des thromboses qui peuvent parcourir les différentes phases des caillots.

XXVI.

En nous appuyant sur cette disposition du système vasculaire autour des foyers des viscères, nous pouvons, jusqu'à un certain point, admettre que les lésions éloignées dépendent de la migration de fragments de caillots et de leur arrêt dans les différents points consécutivement lésés.

XXVII.

Les abcès métastatiques de l'infection purulente ne sont autre chose, au point de vue anatomique du moins, que des infarctus ramollis, en tout semblables à ceux que nous provoquons par nos injections de poussières organiques ou inorganiques.

XXVIII.

Nous avons démontré jusqu'à l'évidence la similitude des caillots trouvés dans les artérioles pulmonaires aboutissant aux territoires malades, avec ceux des veines périphériques.

XXIX.

Il nous a été impossible de produire artificiellement, dans le foie, des foyers spécifiques, cancéreux ou tuberculeux, quoique des faits cliniques bien constatés nous forcent à admettre ce mode de généralisation des tumeurs cancéreuses.

XXX.

Nos expériences d'inoculation de tubercule démontrent qu'il n'y a pas reproduction de tubercules dans les organes, mais développement d'infarctus et d'abcès.

XXXI.

L'étude histologique des processus peut seule différencier les abcès des tubercules.

XXXII.

Les lésions qu'on détermine par les inoculations de produits organiques, étant en tout semblables à celles qu'on obtient par les injections de poussières dans les vaisseaux, il est permis de conclure que le mode de formation est le même dans les deux cas.

XXXIII.

M. Collin a démontré que, dans les inoculations de tubercule, la transmission morbide se fait quelquefois par les vaisseaux lymphatiques.

XXXIV.

Nous croyons pouvoir déduire de nos expériences que cette transmission peut se faire aussi par les vaisseaux sanguins, sous forme d'embolies capillaires.

QUATRIÈME PARTIE.

Considérations historiques et pathogéniques sur les embolies capillaires.

CHAPITRE PREMIER.

HISTORIQUE.

§ 1er.

Nous avons essayé d'élucider expérimentalement et cliniquement la thèse si obscure des obturations capillaires ; jusqu'à présent nous nous sommes strictement tenu à l'étude des faits ; qu'on nous permette maintenant de regarder un peu en arrière, et d'esquisser, dans un rapide historique, les différentes phases qu'a parcourues la question des embolies.

Embolie est un mot nouveau, mais qui désigne un fait ancien, depuis longtemps anatomiquement et cliniquement constaté, quoique différemment interprété, selon les théories qui ont eu cours dans la science.

Si dans ces derniers temps on a pu ériger ces faits en corps de doctrine, si surtout on doit à Virchow d'avoir établi solidement la véritable théorie de l'embolie, il ne faut pas pour cela laisser dans l'oubli les faits que les anciens ont si patiemment colligés, et les généralisations quelquefois heureuses qu'ils ont ébauchées. Cette étude historique sera doublement intéressante en montrant, d'un côté, combien la plupart des belles conceptions ont été pressenties de bonne heure, et combien, d'autre part, il leur faut de temps pour se dégager nettement du vague et de l'incertain pour passer au rang de vérités définitivement acquises à la science.

Déjà Galien parle de la fréquence de la mort subite par *suffocation* survenant chez les sujets souffrant de palpitations du cœur; il l'explique par le transfert de polypes du cœur dans l'artère pulmonaire.

Vésale et Lancisi s'occupent pareillement de la coïncidence de la gangrène des extrémités avec les affections cardiaques.

Kerkring étudie plus attentivement ces prétendus « polypes du cœur. » Contrairement à l'opinion des anciens, qui les considéraient comme des carnosités pathologiques, de vrais polypes, il tombe dans l'excès opposé, et les regarde comme des lésions constamment cadavériques, se développant toujours *post mortem*.

Bonnet, dans son *Sepulchretum*, réagit contre cette opinion exclusive. Il distingue très-judicieusement les caillots cadavériques ou *caillots* proprement dits (*grumi*) des caillots se formant pendant la vie, caillots plus blancs, plus denses, d'apparence fibreuse, que seuls il nomme *polypes*. C'est, comme on le voit, l'analogue de la classification moderne de Broca en caillots actifs et passifs.

Bonnet rapporte aussi des faits cliniques, confirmés par l'autopsie, qui nous montrent de ces polypes (concrétions fibrineuses) du cœur, arrachés par le courant sanguin et transportés, soit dans les artères du cerveau, soit dans l'artère pulmonaire, et devenant ainsi causes de morts subites. Il insiste bien sur le rôle purement mécanique de ces corps qu'il désigne par le mot latin d'*obturamenta* (bouchons), certes tout aussi heureux que le mot grec *embolus* créé par Virchow.

On comprend combien ces faits durent intéresser, au siècle suivant, Bœrhaave et son école iatro-mécanicienne. Aussi Van Swieten, dans ses Commentaires des aphorismes de Bœrhaave, s'étend-il avec complaisance sur ce sujet. Il donne des observations très-remarquables de morts subites par embolies cérébrales et pulmonaires ; il fournit l'explication rigoureusement anatomique des faits et institue les premières expérimentations. C'est, sous tous les points de vue, le digne précurseur de Virchow.

Avec le dix-neuvième siècle, la question recule au lieu d'avancer. Alors naissent les fameuses descriptions de la phlébite et de l'artérite. L'inflammation elle-même n'est plus définie par Cruveilhier que par le mot de *phlébite capillaire;* on ne voit partout que phlébite : tout coagulum trouvé dans le système vasculaire est considéré comme né sur place et d'origine inflammatoire.

De caillots migrateurs, d'embolies, il n'en est plus question. Deux auteurs, Alibert et François, citent, il est vrai, quelques observations de gangrène spontanée, due non à des artérites oblitérantes, mais à des obturations mécaniques pures et simples, à des bouchons fibrineux. Du reste, il n'y avait là rien que Bonnet et Van Swieten n'eussent déjà et mieux observé.

En 1846, travail important de Hasse, qui décrit une forme de ramollissement cérébral résultant de l'oblitération artérielle ; il la compare à la gangrène sénile des extrémités.

Puis viennent les observations remarquables de Pioch et de Legroux, de Paris, montrant la coïncidence de l'endocardite végétante avec des oblitérations artérielles et des gangrènes périphériques.

Enfin paraît Virchow. D'emblée, il envisage la question de haut. En 1847, il commence à battre en brèche la vieille et classique conception de l'artérite ; il établit que cette dernière, en tant qu'affection primitive, est singulièrement rare, et que, dans la grande majorité des cas, elle n'est que consécutive à l'embolie.

§ 2.

La théorie nouvelle fut étayée de preuves tirées d'une expérimentation ingénieuse et variée. Suivirent les recherches sur les altérations pathologiques des tuniques artérielles, sur l'athérome, la pyohémie, la thrombose en général, l'infarctus hémorrhagique, l'inopexie, brillante pléiade de travaux qui jetèrent un jour nouveau et inattendu sur la pathologie générale des affections métastatiques.

Une étude intéressante serait celle des objections qu'on fit à la théorie de Virchow, et de la difficulté qu'éprouvèrent ses idées à prévaloir dans les différents pays. La verve caustique des auteurs allemands triomphe ici contre ce qu'ils appellent l'obscurantisme français.

Cependant de tous côtés arrivent des faits nouveaux confirmant la nouvelle théorie. Rühle apporte ses observations consciencieuses ; Eisenmann explique la formation des infarctus hémorrhagiques ; Traube essaie de poser le diagnostic différentiel entre l'apoplexie et l'embolie cérébrale.

La France commença, elle aussi, à fournir son contingent. En 1849 parut le remarquable traité de M. Sédillot : *Sur l'infection purulente.* L'éminent professeur de Strasbourg avait déjà été précédé dans l'étude expérimentale de la pyohémie par MM. Renault et Bouley, Darcet, Castelnau et Ducret, dont les travaux, sans avoir l'importance capitale du sien, n'en ont pas moins jeté quelques lumières sur la question si obscure de l'infection purulente.

Planer, de Vienne, établit une nouvelle forme d'embolies capillaires, dues à des granulations pigmentaires développées sous l'influence du miasme paludéen.

Panum et Michel étudient les morts subites par embolies, et surtout par embolies gazeuses.

En 1857, paraît le mémoire de M. Schützenberger. Cohn, dont l'historique n'est en quelque sorte qu'un long réquisitoire contre l'ignorance française, rend toutefois pleine justice à l'œuvre de notre savant maître. Il avoue qu'il n'y a rien à relever, ni à l'exactitude des observations, ni à la vigueur des déductions ; il professe même que c'est dans l'ouvrage du clinicien consommé de Strasbourg que se trouvent exposées pour la première fois, avec précision, les véritables indications thérapeutiques que présentent les accidents emboliques.

L'impulsion était donnée en France : successivement paraissent les recherches de MM. Charcot et Vulpian, J. Ehrmann, de Strasbourg, Benjamin Ball, Dumontpallier, Prevost et Cottard.

Nous avons à peu près achevé l'exposé des principales publications sur les embolies ; mentionnons cependant encore les travaux plus récents de Grohe, de Weber, de Græfe sur l'embolie de l'artère ophthalmique et de ses branches, et enfin l'ouvrage de Cohn, savant, mais long et diffus.

CHAPITRE II.

PATHOGÉNIE.

§ 1er.

Nous avons exposé dans les premières parties de notre travail la marche que peuvent suivre les embolies. Nous nous sommes occupé des obturations qu'elles produisent, des lésions anatomiques consécutives et des troubles fonctionnels qu'elles déterminent. Mais nous avons à peu orès complétement négligé l'étude du processus primordial, qui donne, dans l'immense majorité des cas, naissance à l'embolus : je veux parler de la coagulation de la fibrine, de la *thrombose fibrineuse* de Virchow. Quoique ce soit là, à proprement parler, un sujet de pathologie générale, il est tellement important, qu'il s'impose à nous en quelque sorte, et que nous nous croyons tenu, à défaut de recherches expérimentales personnelles sur la matière, d'exposer au moins l'état actuel de la science sur une question aussi controversée.

Ici se dresse le problème de la *coagulation du sang*.

On sait en effet que le sang, arrivé au contact de l'air, présente cette particularité, qu'une de ses parties constituantes, la fibrine, se sépare du sérum, et forme, avec les globules, un gâteau plus ou moins résistant, le *caillot*. Nous avons donc là ce fait remarquable d'un corps, parfaitement fluide jusque là, qui se transforme brusquement en une masse solide, fibreuse. Un pareil phénomène suggère immédiatement les questions suivantes : La fibrine préexiste-t-elle, en tant que fibrine, dans le sang, ou faut-il une intervention chimique quelconque pour faire passer cette substance de l'état liquide à l'état solide? si elle préexiste, chimiquement parlant, dans le sang, comme la glace préexiste dans l'eau, à quoi tient alors ce changement purement morphologique? Est-ce à un abaissement de température, à une diminution de mouvement, à l'évaporation d'un véhicule, d'un dissolvant?

D'après Virchow, dont nous tenons à citer l'opinion en premier lieu, la fibrine ne *préexiste pas* dans le sang. Le sang normal renfermerait une substance albuminoïde, qui, en se combinant avec l'oxygène, se changerait en fibrine ; donc, d'après le célèbre professeur de Berlin, la fibrine n'est qu'un oxyde d'une espèce particulière d'albumine, qu'il appelle *matière* fibrinogène ou inogène. Quand la coagulation a lieu hors du vaisseau, l'oxygène provient de l'air atmosphérique ; quand elle est intra-vasculaire, il provient du sang lui-même, des globules rouges qui abandonnent ce gaz dont ils sont le principal véhicule.

Les faits suivants militent en faveur de cette hypothèse : l'influence de l'air hâte et favorise la coagulation ; cette dernière peut quelquefois être empêchée, quand on évite l'accès de l'air. Le sang artériel se coagule plus vite et mieux que le veineux ; le sang des individus morts par asphyxie est très-lent à se coaguler. Plus le contact du sang avec l'oxygène de l'air est intime (battage), plus la coagulation est parfaite. Lorsqu'on place un cœur de grenouille dont les vaisseaux sont liés, dans la cuve à mercure, et par conséquent, à l'abri de l'air, le sang qu'il renferme reste fluide.

Ces arguments paraissent concluants ; les objections le sont tout autant. Le sang se fige tout aussi promptement dans un milieu privé d'oxygène, dans l'acide carbonique, dans l'hydrogène, l'hydrogène sulfuré, que dans l'oxygène pur ; la pénétration d'air dans les vaisseaux n'est pas une cause de coagulation pour leur contenu.

Il en faut conclure que l'action de l'oxygène sur le sang n'est pas la cause réelle, efficiente du phénomène de la coagulation. Du reste, les récentes recherches chimiques, surtout celles de Brücke, ont démontré que la composition de la fibrine ne diffère pas de celle des autres albuminates. En se coagulant, le sang ne gagne ni ne perd rien; il éprouve un changement de forme, mais non de composition chimique.

Concluons donc en dernier ressort, et contrairement à l'opinion ingénieuse de Virchow, que la fibrine *préexiste* dans le sang.

Quant au rôle de la température, il est insignifiant. On sait péremptoirement que l'abaissement de température diminue plutôt qu'il n'augmente la coagulabilité du sang.

L'agent principal serait-il donc le ralentissement de la circulation, ou la stase absolue? Pas plus que les autres, cette cause ne peut être invoquée comme la cause essentielle. Qu'on emprisonne le sang entre deux ligatures dans une portion d'artère ou de veine, malgré une immobilité complète il restera fluide pendant des heures et des journées, ce qui ne l'empêchera pas de se coaguler dès qu'on le mettra en contact avec l'air.

L'évaporation de l'eau du sang n'est pas un argument plausible : l'addition d'eau distillée ne retarde pas la formation des caillots.

Jusqu'ici donc, le problème attend toujours sa solution. Cette solution, un Anglais, Richardson, crut la trouver. Dans son mémoire, qui obtint le prix d'Astley Cooper, il établit une théorie séduisante par la simplicité et par les applications thérapeutiques qu'elle promettait.

§ 2.

D'après Richardson, la fibrine est tenue en dissolution dans le sang, grâce à l'ammoniaque que renferme ce liquide (probablement à l'état de carbonate d'ammoniaque). L'ammoniaque s'évapore à l'air libre ou lorsque le sang est au repos, et la fibrine se précipite. Les principaux faits sur lesquels il étaie sa théorie sont les suivants : il faut nécessairement, dit-il, que pendant l'acte de la coagulation un fluide volatil abandonne le sang ; en effet, une température élevée accélère, une basse température retarde la coagulation, l'addition d'une légère quantité d'eau distillée la retarde en maintenant le gaz en question en dissolution. Sous le récipient de la machine pneumatique, la coagulation est accélérée quand on diminue la pression, et qu'on augmente ainsi l'évaporation ; elle est retardée au contraire quand la pression devient plus forte. En faisant arriver du sang liquide sous une couche d'huile, et en déterminant une température assez basse, pas de coagulation, vu l'impossibilité de l'évaporation ; si on chauffe, dégagement de bulles de gaz à la surface de l'huile, et coagulation du sang ; si l'on fait passer le gaz qui se dégage ainsi, à travers une portion de sang liquide, ce dernier le dissoudra et mettra bien plus de temps à se coaguler.

Cette théorie paraît basée sur des preuves bien probantes. Malheureusement la plupart de ces expériences sont fausses ou mal interprétées. Contrairement à l'assertion de Richardson, le sang se coagule plus lentement et plus imparfaitement sous une cloche renfermant de l'air raréfié, plus vite, sous une pression plus forte. Il renferme normalement de l'ammoniaque, cela est vrai ; et c'est un service qu'a rendu Richardson à la science en appelant l'attention sur ce fait ; mais ce gaz y existe en quantité minime et nullement suffisante pour dissoudre la fibrine. En injectant une quantité assez notable d'ammoniaque liquide dans les veines d'un animal, on ne retarde pas la coagulation de son sang.

§ 3.

Il nous faut maintenant mentionner la théorie de Brücke, de Vienne, le compétiteur de Richardson pour le prix d'Astley Cooper. D'après lui, ce qui empêche le sang de se coaguler, c'est l'intégrité des parois vasculaires; que celles-ci soient altérées, ou que le sang soit extrait des vaisseaux qui le contenaient pour passer dans nos vases, la coagulation a lieu. Comme ses prédécesseurs, il est trop exclusif, et, qu'on nous permette cette assimilation pathologique, il prend une cause prédisposante pour une cause déterminante.

§ 4.

Arrivons à une dernière théorie, proposée par Cohn, dont nous avons déjà prononcé le nom, et à l'ouvrage duquel nous avons beaucoup emprunté pour cette rapide esquisse.

Voici comment il conçoit le phénomène de la coagulation : la fibrine préexiste dans le sang, dans lequel elle est probablement suspendue sous forme de molécules très-petites. Tout corps étranger introduit dans la circulation peut, par sa présence, provoquer un dépôt de fibrine. Il compare cette action au rôle que joue le fil introduit dans une solution saturée de glycose, qui suffit pour en déterminer la précipitation. Ces corps étrangers peuvent varier à l'infini ; ce peuvent être des globules de mercure, des poudres inertes, des rugosités de la paroi interne des vaisseaux, des débris d'athérome. Toutes ces causes ont été invoquées et étudiées; un seul objet a été laissé dans l'ombre, c'est le *globule sanguin*. Cohn le tire de cet oubli, et en fait l'agent essentiel de la coagulation. Pour lui, le premier temps de cet acte consiste en un accollement, en une agglomération des globules tant blancs que rouges du sang; c'est autour de ce corps étranger microscopique que se forme le dépôt de fibrine. Les globules sanguins déformés et agglomérés servent donc de mandrin, de noyau au coagulum. Il appelle à l'appui de sa thèse les faits suivants. Plus les globules gagnent rapidement le fond du vase, plus la coagulation du sang est lente et imparfaite, les couches supérieures étant privées de ces corps devenus étrangers et sur lesquels la fibrine n'a pas eu le temps de se déposer. La lymphe et le chyle, qui ne renferment que des globules blancs, se coagulent beaucoup plus difficilement que le sang. Zimmermann, examinant au microscope du liquide séro-fibrineux en train de se coaguler, constata une multitude de petits flocons, composés d'un feutrage de fibres très-ténues, qui emprisonnent dans leur intérieur des granulations, des noyaux et des globules sanguins déformés.

Bref, pour Cohn, la cause efficiente de la coagulation est l'agglomération des globules sanguins en une petite masse, sur laquelle la fibrine se précipite. Quant aux autres causes invoquées, tels que le ralentissement ou la suppression de la circulation, l'exposition à l'air, l'inégalité des parois vasculaires, ce ne sont que des causes éloignées, agissant sur les globules sanguins, altérant leur modalité, et déterminant leur déformation et leur accollement les uns avec les autres.

On voit que les opinions sont aussi divergentes que nombreuses; ce n'est pas à nous qu'il appartient de les concilier. Notre but a été de résumer en quelques pages l'état actuel de la science. Il nous reste, pour compléter ces notions générales, à parler des différentes formes que peuvent présenter les coagulations intra-vasculaires, de leur étiologie, et des différentes transformations qu'elles peuvent subir.

Avant de passer à l'objet spécial de notre étude, c'est-à-dire aux migrations des thrombus, à l'embolie, il nous reste à énumérer les différentes modifications que peuvent subir *sur place* les thrombus.

§ 5.

Deux choses surtout sont à examiner : 1° les métamorphoses que le thrombus subit lui-même ; 2° les altérations qu'il détermine sur les parois vasculaires qui le renferment. Tout d'abord, le thrombus se dessèche ; il perd son sérum qui est en quelque sorte exprimé par le choc de la colonne sanguine, ce sérum est en partie entraîné par cette dernière, en partie résorbé par les parois du vaisseau. En même temps qu'il se solidifie, le caillot se décolore ; il devient ou blanc dans toute son étendue, ou d'un pointillé rouge et blanc. Au microscope : réseau fibrillaire très-dense, enveloppant dans ses mailles des globules blancs et de l'hématoïdine cristallisée ou amorphe ; plus, des globules rouges intacts et des noyaux déformés qui en sont probablement les restes.

Ces premiers changements sont constants ; ceux qui suivent varient, selon que le coagulum doit atteindre une organisation supérieure, ou que, livré au ramollissement et à l'évolution régressive, il se voit résorbé par la paroi du vaisseau, ou entraîné par le sang.

Dans le premier cas, le coagulum se soude à la membrane interne du vaisseau, qui semble rester intacte. Si l'on mène une coupe passant par cette paroi et le thrombus, on reconnaît que ce dernier adhère à la tunique interne par un tissu connectif très-fin et par des canalicules renfermant des globules sanguins, dépassant quelquefois déjà le calibre des capillaires. Nous avons nous-même constaté deux fois cette libre formation de tractus vasculaires sur le pourtour de caillots. La partie du thrombus la plus éloignée de la paroi n'est pas encore organisée, elle présente de la fibrine pure, complétement soluble dans l'acide acétique.

Bientôt tout le thrombus s'organise en tissu connectif et en même temps diminue de volume. S'il n'est adhérent qu'à une partie de la circonférence du vaisseau, il se réduit en une petite verruquosité presque cartilagineuse, et le canal persiste. D'après M. Michel (p. 308) les éléments connectifs en voie de formation pourraient être détachés et entraînés dans toute l'étendue du domaine circulatoire. « J'ai vu, dit-il, à la suite d'une phlébite suivie d'infection purulente, le sang artériel et veineux rempli de corps fusiformes égaux aux globules de pus dans leur plus petit diamètre,

Ils avaient dû traverser les réseaux capillaires pour se répandre ainsi dans tout le liquide sanguin, car ils provenaient de la veine enflammée, à en juger par leur similitude avec ceux que l'on trouvait entre sa surface interne et le caillot qui l'obstruait. » Si au contraire, la lumière est totalement oblitérée, le bouchon se ratatine, entraîne les parois, qui se plissent, et l'oblitération est totale et permanente.

Ici le coagulum s'organise franchement en tissu connectif.

On cite des cas où, les parois du vaisseau étant intactes, le caillot s'organisa même en un produit supérieur, et devint cancéreux. Cohn rapporte (*loc. cit.*, p. 90) deux faits de ce genre.

Comment ces thrombus s'organisent-ils ? D'après Virchow, ce serait une simple prolifération des globules blancs qui y sont emprisonnés ; d'après d'autres, ce seraient les cellules épithéliales de la tunique interne qui, s'organisant en fibrilles connectives, pénètrent dans le caillot ; d'autres enfin (et, chose remarquable, ce sont les disciples les plus avancés de l'école de Berlin, notamment Billroth) reviennent presque à la vieille théorie de l'exsudat qui s'organise, et ne sont pas éloignés de croire que, dans certaines circonstances, la fibrine elle-même peut se convertir en tissu connectif. Les deux observations que nous rapportons dans notre première partie ne nous permettent pas de trancher la question. (Voy. pl. IV, fig. 3, 4, 5).

Supposons maintenant qu'au lieu de s'organiser, le caillot suive la voie régressive : le processus sera tout autre. Il se formera une masse molle, blanche ou jaune, quelquefois brune ou couleur chocolat. Au microscope : granulations graisseuses, noyaux déformés, et cristaux ou grains hématoïdiques. C'est là ce que les anciens prenaient pour du pus de phlébite ou d'artérite. Les globules puriformes ne sont que les globules blancs du sang ; Friedreich a aussi découvert, dans cette masse, des corpuscules amylacés. La réaction du tout est acide (due à l'acide butyrique et autres acides gras).

Ce sont là, comme nous l'avons établi, les principales mais

non les seules sources de l'embolie. Le domaine en est bien plus vaste. En première ligne, nommons le cancer et le tubercule. Plusieurs auteurs ont vu des corpuscules cancéreux en circulation dans le sang veineux, émanant d'un foyer carcinomateux et produisant un véritable cancer embolique dans le poumon. Nous ne rappelons que pour mémoire notre observation du cancer de la glande thyroïde et les expériences de Langenbeck et de Follin.

Des parcelles gangréneuses, des molécules pigmentaires, d'après Frerichs, donnent également lieu à l'embolie.

Selon certaines observations d'Andral et de Küchenmeister, des parasites (hydatides et acéphalocystes) se propagent également par voie embolique.

Enfin viennent les embolies aériennes. Leur mécanisme a été trop bien étudié par M. le professeur Michel pour que nous ayons à y revenir. Mais, dans ces derniers temps, la question a été reprise sous une nouvelle face. Jusqu'ici il ne s'agissait que de l'introduction accidentelle de l'air dans les veines, surtout dans les opérations pratiquées sur le cou ; récemment Cless, de Stuttgart, s'appuyant sur une observation de Durand-Fardel et sur plusieurs à lui, admet la production spontanée de gaz dans les vaisseaux, gaz jouant le rôle d'embolies. Les arguments qu'il invoque sont loin d'être irréfutables, et les faits qui les appuient sont plus problématiques encore ; jusqu'à nouvel ordre, on ne saurait admettre la pneumathémie, comme il l'appelle, c'est-à-dire une fermentation spontanée, produisant un gaz en libre circulation dans le sang et déterminant des accidents emboliques.

Nous n'avons cité qu'en passant, parmi les sources de l'embolie, le système lymphatique ; de sa structure anatomique seule, ressort en effet *a priori* qu'il ne peut guère servir de théâtre au processus essentiellement migrateur qui constitue l'embolie. Chaque ganglion lymphatique est une barrière presque infranchissable pour toute substance solide ; ce n'est que dans les cas très-rares, où tous les ganglions échelonnés sur le trajet d'un lymphatique étant désorganisés et détruits, qu'on a pu trouver des concrétions calcaires, fibrineuses, ou des débris cancéreux dans le réservoir de Pecquet ou dans le canal thoracique.

§ 6.

Nous venons de passer en revue les principales sources des embolies. Quant à la cause qui fait qu'un thrombus se détache et se met à circuler, c'est évidemment le courant sanguin. Tout ce qui tend donc à accélérer ce dernier, tout mouvement violent du corps ou de l'esprit, tout effort soudain, peut, en augmentant l'activité du cœur, être une cause occasionnelle d'embolies (lire à ce sujet une très-intéressante observation du docteur Thirial, citée par Trousseau). On voit d'ici l'importance thérapeutique ou plutôt prophylactique de ces faits pour le praticien qui se trouve en présence d'un foyer de thrombose.

Maintenant que nous avons établi les principales sources des embolies, il nous reste à jeter un coup d'œil sur l'ensemble du processus lui-même, à faire, qu'on nous passe l'expression ambitieuse, la pathologie générale de l'embolus.

Ce sera là le résumé, la conclusion générale de notre travail.

§ 7.

Le transfert des embolies est un fait définitivement acquis à la science. L'expérimentation sur les animaux en a démontré la possibilité; l'observation clinique, la réalité. On a pu constater la parfaite identité de conformation et de structure de certaines embolies, avec le thrombus qui leur avait servi de point d'implantation ; la surface d'arrachement a quelquefois été vue intacte, au point de permettre l'exacte réapplication de l'embolie sur le bout adhérent du thrombus qui lui avait donné naissance. Du reste, la survenance instantanée des accidents est caractéristique ; elle indique une occlusion instantanée, et non une obturation lente du vaisseau, comme pourrait, à la rigueur, la produire une thrombose locale, suite d'artérite.

Les principales questions à élucider sont les suivantes : 1° Quels sont les effets immédiats de la suppression de la circulation? 2° la série des métamorphoses que subit l'embolus; 3° l'irritation qu'il exerce sur la paroi vasculaire et les parenchymes environnants; 4° enfin, la façon dont tout le processus retentit sur l'organisme entier, soit par la gêne de la fonction locale, soit par l'altération de la composition du sang, suite de résorption purulente ou gangréneuse.

Le phénomène de l'obturation diffère selon qu'elle a lieu dans une artère ou dans les capillaires, selon qu'elle est complète ou incomplète. Si elle est complète, il se produit une véritable mort locale du district alimenté par l'artère oblitérée; les ramifications de l'artère placées au delà du bouchon se vident; leur tunique moyenne se contracte, les parois se touchent et leur lumière s'efface. En avant de l'obstacle, l'embolus se coiffe d'une couche fibrineuse s'étendant jusqu'à la première collatérale. Les veines correspondantes se vident, et leurs parois collabées se rejoignent; le peu de sang qu'elles peuvent encore contenir se coagule.

Quant à l'organe, s'il reste privé de circulation, il meurt, il se *nécrose*. Les éléments cellulaires se décomposent; le sang exsude à travers les capillaires désorganisés et forme, avec le magma cellulaire, une bouillie plus ou moins colorée; tout autour se forme un foyer inflammatoire établissant la limite du processus, la ligne de démarcation, comme on dit. Au microscope, on trouve du pigment, de la graisse, des cristaux de margarine et d'hématoïdine, et enfin les corpuscules gangréneux de Demme, qui sont noirs et indifférents à l'égard de la plupart des réactifs. Du reste, le processus varie, comme nous l'avons montré, avec les différents tissus; ceux qui offrent le moins de vitalité, les tendons, les aponévroses, s'altèrent le moins et le plus lentement.

L'inflammation qui se développe autour de ce foyer nécrotique aboutit, soit à la formation d'une couche de granulations, d'un véritable ulcère, ou à celle de produits plus stables, de tissu connectif. Il peut se former une capsule, un kyste, renfermant alors les détritus, qui sont susceptibles de se résorber; les parois du kyste se rejoignant, il se forme une cicatrice déprimée.

§ 8.

L'embolie capillaire procède autrement. Elle produit ce qu'on appelle un *infarctus;* ce mot signifie à proprement parler un farcissement d'une portion de tissu. C'est un coin, un prisme triangulaire de substance, qui présente en effet une consistance plus résistante, comme carnifiée; l'infarctus se rencontre surtout dans le poumon, la rate et le rein. Il résulte d'un extravasat sanguin produit, soit par des embolus rugueux qui éraillent les capillaires, soit par l'effort du sang sur les bouchons, qui, s'enfonçant de plus en plus, finissent par déchirer les parois vasculaires. Cette théorie nous paraît plus conforme à la vérité que celle de Cohn, qui admet la fluxion collatérale rompant les capillaires voisins de l'infarctus et permettant l'irruption du sang, ou que celle de Ludwig qui attribue l'infarctus non à des embolies capillaires, mais à l'embolie d'une petite artériole, dont les ramifications forment précisément le pinceau que représente l'infarctus. (voy. cette théorie exposée succinctement dans le manuel de Niemeyer, t. Ier, p. 196, trad. Culmann et Sengel).

L'infarctus peut aussi aboutir à la nécrose; il peut s'abcéder; l'extravasat sanguin peut même se résorber, et le tissu normal reparaître.

Inutile de s'étendre sur l'importance de la circulation collatérale; si elle ne parvient pas à s'établir, la gangrène est inévitable; si elle est très-active, la résolution peut en être l'heureuse conséquence.

Jusqu'ici nous avons supposé les cas les moins complexes, où l'embolus est simple, de bonne nature : s'il naît dans un terrain gangréneux, virulent, il entraînera avec lui le liquide toxique, qui, opérant soit chimiquement, soit comme agent zymotique, provoquera un processus métastatique identique à celui qui lui a donné naissance.

§ 9.

Un fait remarquable, et que nous ne saurions passer sous silence, c'est ce que nous appelons les *embolies secondaires*. Un embolus se fixe, par exemple, à la bifurcation de la carotide interne ; grâce à la circulation collatérale, tout se remet, le malade est guéri. Quelque temps après, le caillot se ramollit et un de ses fragments obture l'artère sylvienne ; ici, pas de circulation collatérale possible, ramollissement cérébral et mort inévitables. C'est là une forme type de ces embolies secondaires.

Le même fait se retrouve, et plus fréquemment que partout ailleurs, dans le domaine des vaisseaux pulmonaires. Des embolus, détachés des veines périphériques, traversent le cœur droit, et viennent échouer dans les ramifications de l'artère pulmonaire. Ils séjournent là pendant un temps plus ou moins long, puis se désagrégent, et parviennent, en suivant les veines pulmonaires, dans le cœur gauche, d'où ils sont lancés dans le système aortique. C'est là un fait capital, qui donne la clef de plus d'un problème jusqu'ici insoluble. Ainsi, les histologistes sont tous à se demander comment des embolus obturant, par exemple, les capillaires de la rate ou du cerveau, ont pu traverser ceux du poumon, qui sont les plus petits de tout l'organisme. Nous pensons avoir trouvé, dans ce que nous appelons embolies secondaires, l'explication toute naturelle de ce fait.

Quant aux effets généraux sur l'organisme, ils tiennent à la perturbation de la fonction de l'organe lésé, à la suppuration, à la gangrène, et à l'altération du sang qu'elles déterminent.

§ 10.

Esquissons à larges traits le diagnostic général des affections emboliques. Pour établir ce diagnostic avec quelque certitude, il faut : 1° d'abord constater l'existence d'une thrombose pouvant donner naissance à l'embolus ; 2° voir cette thrombose diminuer de volume ou disparaître ; 3° voir apparaître en même temps un frisson *brusque*, ainsi que la *brusque* manifestation d'une lésion fonctionnelle, dont une embolie explique les principaux symptômes. Ceux-ci se montreront *dès le début* avec *toute* leur énergie ; leur intensité ira plutôt en diminuant qu'en augmentant.

Pour être complet, il nous faudrait encore retracer la thérapeutique générale des embolies. Mais cela a été fait de main de maître dans le mémoire de M. le professeur Schützenberger ; ce que nous pouvons faire de mieux, c'est d'y renvoyer le lecteur.

Bibliographie.

Je place dans l'article bibliographique tous les auteurs que j'ai dû consulter dans le cours de mon travail, non qu'ils traitent tous directement des obturations capillaires, mais parce qu'ils établissent nettement l'état de la science touchant les questions pathogéniques et symptomatiques des embolies capillaires en général.

ZENKER, Ueber die Verænderungen der willkürlichen Musklen im Typhus abdominalis. Leipzig 1862, et Archives générales de médecine, 1865, p. 143 et 290.

Küss, Expériences d'injections de pus relatées dans le livre sur la pyohémie, de M. le professeur Sédillot, 1849.

MICHEL, Discours d'ouverture du cours de médecine opératoire sur les congélations. Année 1867 (Gazette médicale de Strasbourg).

TRAUBE, Deutsche Klinik, 1853, n° 44.

RICHARDSON, The diagnoses of fibrinous concretions of the heart. The Lancet, 1855.

RICHARDSON, The cause of the coagulation of the blood (Essay for Astley Cooper prize). London 1858.

LAVIROTTE, Note sur un nouveau signe pour servir au diagnostic des concrétions fibrineuses du cœur. Gaz. médicale de Lyon, 1855, n° 18.

FRITZ, Obturation métastatique des artères pulmonaires. Union méd., 1857, n° 54.

FORGET, Précis des maladies du cœur.

GRÆFE, Clinique européenne, 1859, n° 14.

CLESS, Die spontane Gazbildung im Blute. Stuttgart 1854.

EHRMANN, Des effets produits sur l'encéphale par l'oblitération des vaisseaux artériels. Paris 1860.

PANUM, Experiment. Untersuchungen zur Physiolog. und Patholog. der Embolie. Berlin 1864.

O. Weber, Handbuch der allgemeinen und speciellen Chirurgie. Erlangen 1865.

Vulpian, Gazette hebdomad. de méd. et de chirurg., 1861, t. VIII.

Cruveilhier, Revue méd., 1826.

Trousseau et Dupuy, Arch. méd., 1826, t. XI.

Leuret, Thèse de Paris, 1826, n° 76.

Demme, Arch. méd., t. XVIII et XIX, 1828-1829.

Renauld et Bouley, Arch. méd., 1840, t. VIII.

Darcet, Thèse inaugurale. Paris 1842.

Castelnau et Ducrest, Mémoires de l'Acad., 1846, t. XII.

Michel, Mémoire de l'Académie de méd. Année 1856.

Dupuytren, Arch. génér. de méd., t. V, p. 424.

Warren, Gaz. méd., 21 mars 1833.

Roux, Journ. hebd., t. XI, p. 165.

Sédillot, De l'infection purulente. Paris 1849.

Dumontpallier, Thèse inaugurale. Paris 1857, n° 30.

Robin et Littré, Dict. méd. 11e édition, 1858, art. embol.

Leudet, Arch. de méd., 1862, t. XVIII.

Feltz, Mémoire sur la leucémie, p. 1 et suiv.

Feltz, Résultats d'expériences sur l'inoculation de matières tuberculeuses. Note déposée au bureau de l'Académie de médecine le 27 août 1867.

Feltz et Coze, Recherches expérimentales sur la présence des infusoires et l'état du sang dans les maladies infectieuses, 1866.

Feltz et Coze, Recherches expérimentales sur la présence des infusoires et l'état du sang dans les maladies infectieuses, 1867, 2e mémoire.

Feltz, Des diathèses et des cachexies. Thèse de concours. Strasbourg 1865.

Feltz, De la phthisie des tailleurs de pierres, p. 10 et suiv. Strasbourg 1865.

Feltz, De la phthisie pulmonaire au point de vue de l'anatomie pathologique. Strasbourg 1865, p. 4 et suiv.

Villemin, Du tubercule au point de vue de son siége, de ses évolutions et de sa nature. Strasbourg 1861.

Haspel, Maladies de l'Algérie, t. I.

Rouis, Recherches sur les suppurations endémiques du foie.

S. KERKÈS, Te medico-chirurgical Transactions, vol. XXXV, 1852.

ANDRAL, Essai d'hématologie pathologique, 1842.

ANDRAL et GAVARET, Recherches sur les modifications de proportion de quelques principes du sang. Paris 1843.

HOMOLLE et QUEVENNE, Arch. de thérapeutique et d'hygiène, 1854.

STANNIUS cité dans le Compendium médic. pract., t. VII.

LECANU, Étude chimique sur le sang humain, 1837.

TESSIER, De la diathèse purulente. Journal l'Expérience, 1838.

VELPEAU, Thèse de Paris, 1823, n° 16. Revue médicale, 1826-1827.

BALL et CHARCOT, Gazette hebdomadaire de médecine et de chirurgie, 1858.

VELPEAU et BRIQUET, Gazette hebdomadaire, 1862, p. 72.

DUMONTPALLIER, Comptes rendus des séances de la Société de biologie, t. V, année 1858.

TROUSSEAU, Clinique de l'Hôtel-Dieu de Paris, 1865, t. III. Leçon sur la phlegmatia alba dolens et la fièvre puerpérale.

BRUCKE, Uber die Blutgerinnungen. Virchow's Arch., Bd XII.

PRÉVOST et COTARD, Études physiologiques et pathologiques sur le ramollissement cérébral. Gazette médicale de Paris, 1866, n°s 1 et suiv,

HERRMANN, Des lésions viscérales, suite d'embolies. Thèse de Strasbourg, 1864.

HECHT, Des causes et des symptômes de la coagulation du sang dans les veines et les artères. Strasbourg 1857.

E. LANCEREAUX, De la thrombose et de l'embolie cérébrales considérées principalement dans leurs rapports avec le ramollissement du cerveau. Thèse de Paris, 1862.

ROSTAN, Recherches sur le ramollissement du cerveau. Paris 1823.

FRERICHS, Traité pratique des maladies du foie., trad. franç. Paris 1862.

COHN, Klinik der embolischen Gefässkrankheiten. Berlin 1860.

BICHAT, Recherches sur la vie et la mort.

KUSSMAUL et TENNER, Untersuchungen über Ursprung etc. Francfurt 1857.

BROWN-SEQUARD, Jour. de physiologie, 1858.

BAUCHESNE, Journal de physiologie. Année 1823, p. 60; année 1821, t. I, p. 190.

WAGNER, Arch. der Heilkunde, t. III, p. 221, 1862, et t. VI, p. 146, 1865.

WAGNER, Dissertatio de embolia, 1856.

VIRCHOW, Pathologie des tumeurs, 1867, I, p. 41, (traduct. de M. Aronssohn).

WEBER, Gazette hebdom., 1866, p. 638.

SCHMITT, Gazette méd. de Paris, p. 361, année 1852.

REY, Gazette méd. de Lyon, 1861, p. 80.

DONNÉ, Cours de microscopie, p. 97.

VESALE, De gangræna et sphacela.

KERKRING, Spicilegium anatomicum, 1670.

BONNET, Sepulchretum anatomicum.

VAN SWIETEN, Commentaria in Bœrhaavii Aphorismos.

MORGAGNI, De sedibus et causis morborum (Epist. 19).

ALIBERT, Recherches sur une occlusion peu connue des vaisseaux artériels, considérée comme cause de gangrène. Paris 1828.

VICTOR FRANÇOIS, Essai sur la gangrène spontanée. Paris 1829.

TIEDEMANN, Verengerung und Schliessung der Pulsadern in Krankheiten, 1843.

HASSE, Ueber Verschliessung der Hirnarterien als nächste Ursache einer Form von Gehirnerweichungen, 1846.

PIOCH, Gazette médicale de Paris, 1847, p. 672.

LEGROUX, Sur les polypes du cœur (Gazette hebdomadaire, 1847).

BOUILLAUD, Traité des maladies du cœur.

VIRCHOW, Archiv für physiologische Anatomie.

VIRCHOW, Pathologie cellulaire, trad. Picard.

VIRCHOW, Handbuch der speciellen Pathologie und Therapie.

MECKEL, Annalen der Charité, Bd V, p. 276.

GENDRIN, De l'artérite (Gaz. des hôpitaux, nos 90, 93, 102, 114, an. 1850).

DURAND-FARDEL, Archives générales, 1852.

RÜHLE, Virchow's Archiv, Bd V, p. 189.

COHN, Günsburg's Zeitschr., Bd V, p. 202, 1864.

RICHERT, Des thromboses veineuses et de l'embolie de l'artère pulmonaire. Strasb. 1862. Thèse.

MORDRET, Sur la mort subite. Paris 1858. Thèse.

LEBERT, Handbuch der Pathologie.

KINSBOURG, Gazette médicale de Strasbourg, 1848.

LANGENBECK, Schmidt's Jahrbuch, t. XXV, 1840.

RAUCHFUSS, Virchow's Archiv, t. XVII, 1859.

FOLLIN, Traité élémentaire de pathologie externe. Paris 1861.

WILKS, Guy's hospital Reports, 3e série, t. VI, et Arch. de médecine, mai 1861.

PANUM, Günsburg's Journal für med. Klinik, Heft VI, 1856.

ROKITANSKY, Anatomie pathologique.

SCHÜTZENBERGER, De l'oblitération subite des artères par des corps solides ou des concrétions fibrineuses détachés du cœur ou des gros vaisseaux à sang rouge. Strasbourg 1857.

CL. BERNARD, Physiologie. Chapitre Sang.

CH. ROBIN, Leçons sur les humeurs. Paris 1867.

NIEMEYER, Éléments de pathologie interne. Trad. Sengel et Culmann. Paris 1866.

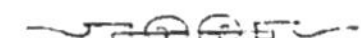

Pl. 1.

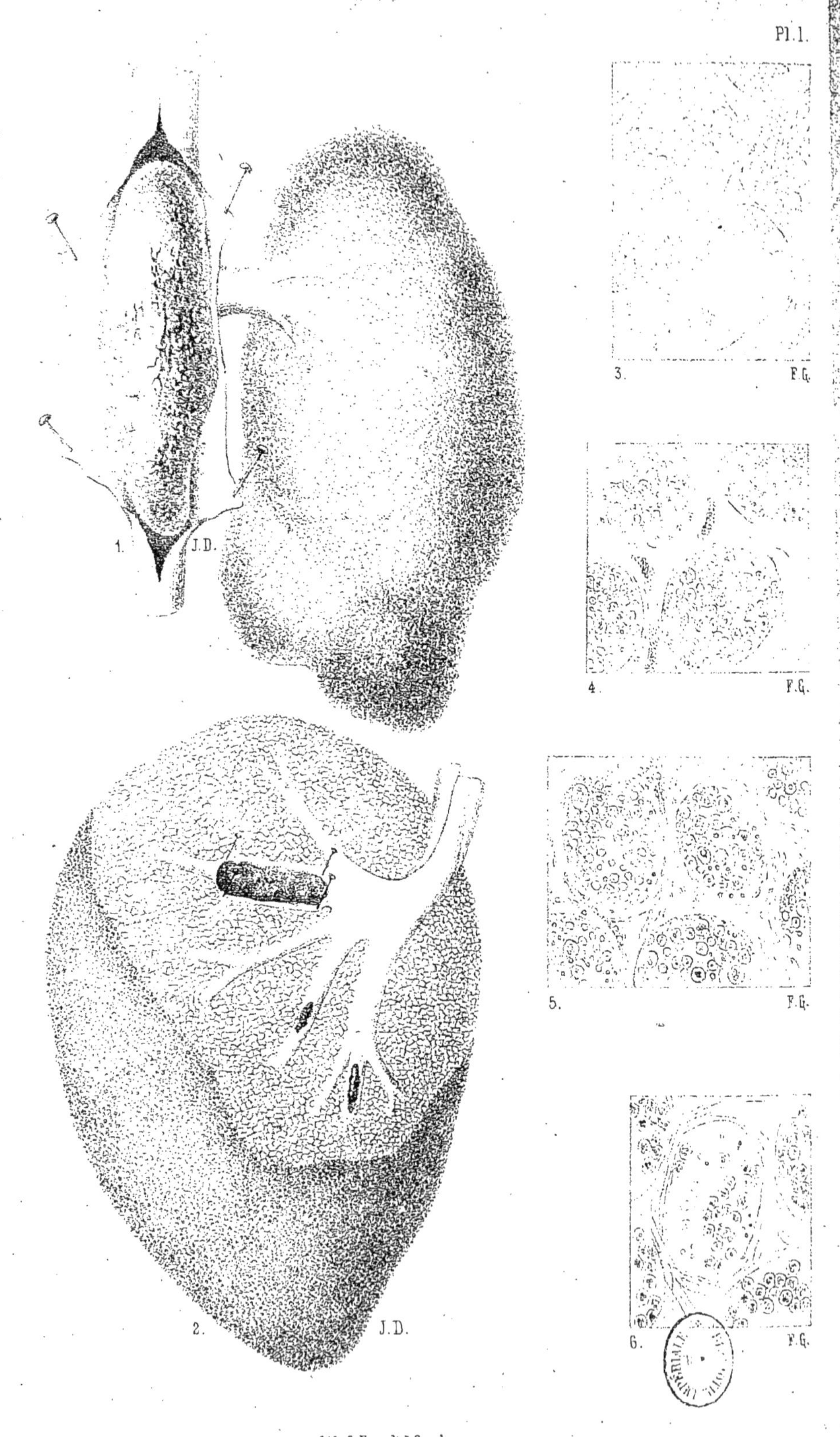

Lith. C. Fassoli à Strasbg.

EXPLICATION DES PLANCHES.

PLANCHE I.

FIG. 1.

Tumeur cancéreuse de glande thyroïde d'une femme dont l'histoire est rapportée à la p. 18 de notre travail. Les éléments composant cette tumeur se trouvent représentés à la pl. VII, fig. 2. La tumeur cancéreuse dont il s'agit dans l'observation de M. Coze, professeur de la clinique des maladies chroniques, s'était propagée par les veines thyroïdiennes inférieures jusque dans la veine jugulaire, où elle forma une nouvelle tumeur de même nature que celle de la glande thyroïde. Cette tumeur secondaire est aussi représentée dans la fig. 1 (dessin de M. Jules Deville).

FIG. 2.

Lobe supérieur du poumon de la femme dont il est question dans la première figure. L'artère pulmonaire ouverte montre des caillots de différentes grosseurs, occupant les deuxième et troisième divisions de l'arbre circulatoire, dont les uns ont contracté des adhérences avec les parois du vaisseau, et dont les autres sont libres de toute adhérence. Les premiers, comme les derniers, ont la même structure que les tumeurs de la glande thyroïde et de la veine jugulaire, c'est-à-dire qu'on y trouve à l'examen microscopique les éléments signalés à la pl. VII, fig. 2 (dessin de M. Jules Deville). Voy. le texte, p. 18 et suiv.

FIG. 3.

Épithélium pulmonaire sain trouvé sur le cadavre d'un suicidé. La préparation fut faite immédiatement après la mort de l'individu, sans l'intermédiaire d'aucune espèce d'agent chimique. Cette préparation, ainsi que celle représentée à la pl. IV, fig. 9, doit servir de terme de comparaison pour l'étude des différentes lésions que nous signalons plus loin (dessin de M. Frédéric Gross, premier interne de la Faculté de médecine de Strasbourg). Voy. le texte, p. 59. Grossissement 350.

FIG. 4.

Lésions microscopiques de la pneumonie franche (préparation dessinée par M. Frédéric Gross). Voy. le texte, p. 63. Grossissement 350.

FIG. 5.

Lésions microscopiques de la pneumonie caséeuse. Cette préparation doit établir qu'il n'y a pas, au point de vue du processus, de différence entre cette espèce de maladie pulmonaire et la pneumonie franche (dessin de M. Frédéric Gross). Voy. le texte, p. 64. Grossissement 350.

FIG. 6.

Etat des épithéliums pulmonaires à la première période de l'infarctus pulmonaire. Cette pièce provient de l'individu dont l'observation est mentionnée à la p. 40 du texte. Cette préparation montre le premier degré de l'infarctus, dont le dernier est figuré à la pl. VIII, fig. 6 et 2 (dessin de M. Frédéric Gross). A cette série de préparations il est encore utile de rapporter les fig. 1 de la pl. VIII, et 5 de la pl. VI (dessin de M. Jules Deville). Grossissement 350.

Les différentes pièces indiquées ci-dessus ont été faites et représentées pour montrer que le microscope seul peut différencier les divers processus pathologiques dont le poumon peut être le siége. Les figures concernant le poumon indiquées sur la pl. II, démontrent jusqu'à l'évidence que l'examen microscopique ne saurait suffire quand il s'agit de granulations pulmonaires.

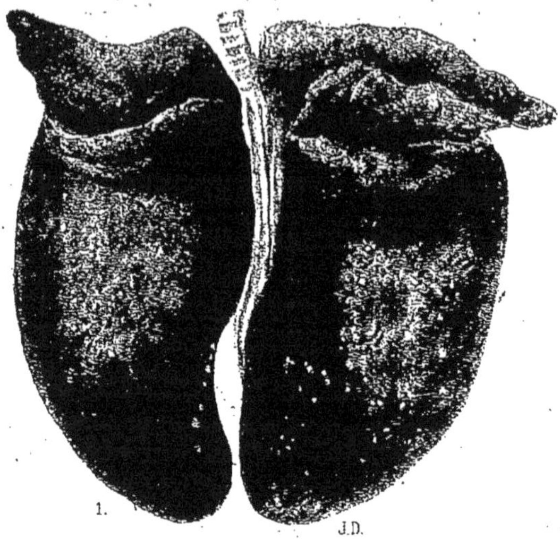

1. J.D.

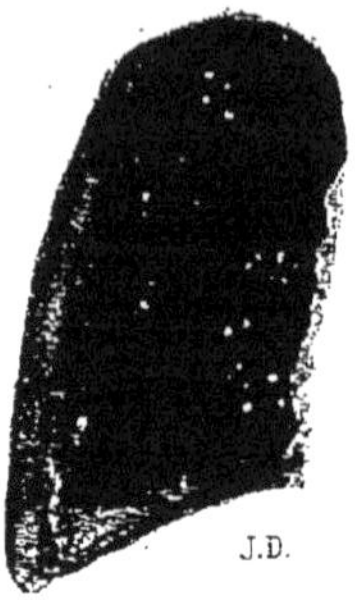

4. J.D.

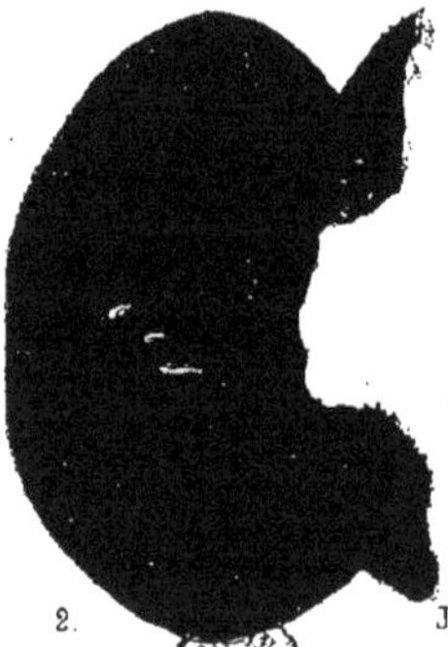

2. J.D.

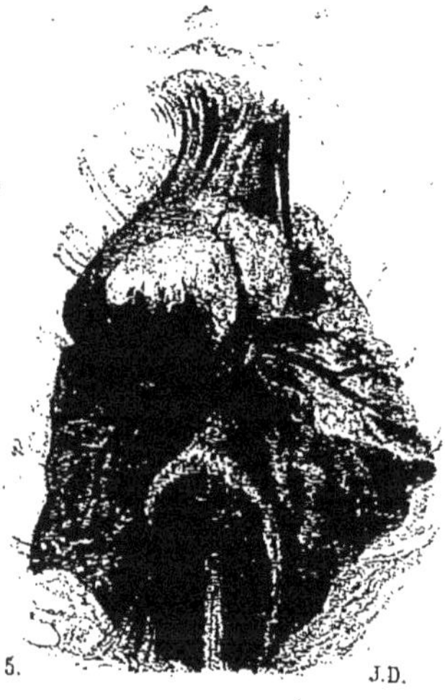

5. J.D.

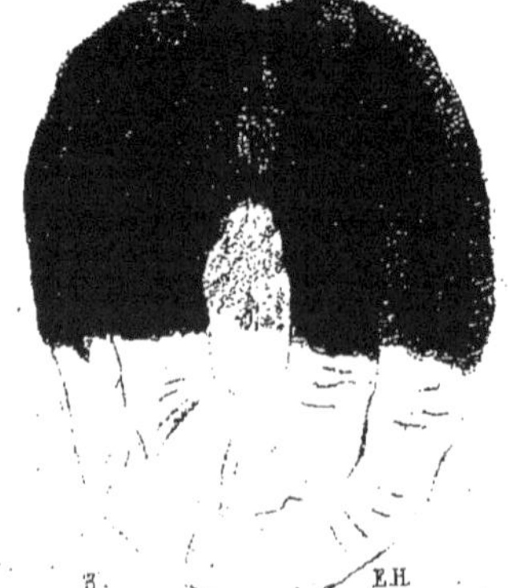

3. E.H.

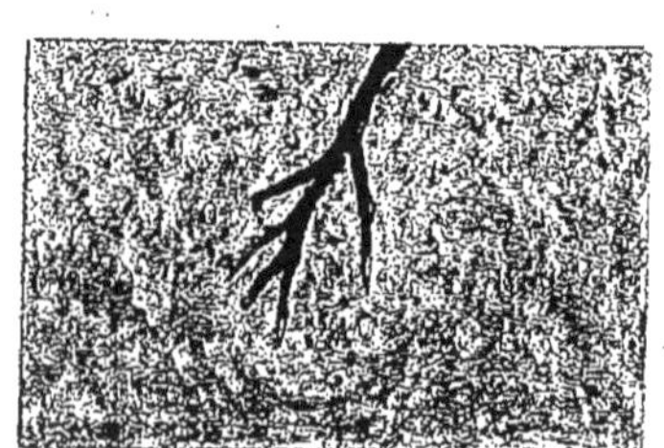

6. E.H.

Lith. C. Fassoli à Strasbg.

PLANCHE II.

Fig. 1.

Poumon de lapin mort le troisième jour, à la suite d'injection de pus dans la juglaire. L'examen de ces pièces montre un grand nombre de granulations que nous avons considérées, de prime abord, comme des abcès ou des tubercules. L'examen microscopique nous a fait voir que ces granulations n'étaient autre chose que des kystes, renfermant des helminthes nématoïdes ressemblant à des trichines (voy. le texte, p. 60). On comparera avec avantage cette figure avec les fig. 4 et 5 de la pl. II; d'autant plus que l'animal dont il s'agit, a subi la même opération que ceux dont les pièces pathologiques sont représentées par les fig. 5 et 4 de la pl. II. Nous n'avons pas représenté les helminthes renfermés dans les kystes, parce tout le monde connaît la forme des trichines. Nos préparations ont, du reste, été contrôlées par M. le professeur Morel et M. l'agrégé Engel, de Strasbourg.

Fig. 2.

Rein d'un chien renfermant cinq infarctus suppurés. L'histoire de cet animal est rapportée à la p. 114. Ces abcès renfermaient du pus en voie de dégénérescence graisseuse, semblable à celui qui se trouve figuré à la pl. VI, fig. 5, et à la pl. VIII, fig. 6 (dessins de MM. Deville et Stella).

Fig. 3.

Rein d'un chien auquel nous avions injecté, par l'artère crurale droite, des poussières de charbon dans le tronçon inférieur de l'aorte. Le rein gauche portait un très-bel infarctus dans la partie supérieure de la glande : c'était une tache rouge de la grosseur d'un petit pois, entouré d'une aréole blanchâtre de quelques millimètres d'étendue. Dans ce petit foyer, on trouve du sang épanché, de la poussière de charbon, des tubes rénaux non encore altérés (voy. le texte, p. 124). Les artérioles rénales, au niveau de l'infarctus, renfermaient de la poussière de charbon, comme le réprésente la fig. 1 de la pl. VII (dessin de M. E. Hellaine).

Fig. 4.

Lobe d'un poumon de lapin, auquel on injecta dans la carotide gauche de la matière cancéreuse en suspension dans de l'eau distillée. L'animal vécut dix-huit jours. A l'autopsie, on découvrit plusieurs infarctus jaunes ramollis dans les poumons (dessin de M. Jules Deville). Voy. le texte, p. 111.

Fig. 5.

Poumons d'un lapin, auquel nous fîmes successivement trois injections de poussières de fibrines dans diverses veines périphériques. Nous trouvâmes les poumons farcis de noyaux de différentes couleurs. Les plus clairs semblaient des foyers purulents, les plus foncés, des indurations hémorrhagiques. Dans les foyers rouges, je découvris encore ma poussière de fibrine (dessin de M. Jules Deville). Voy. le texte, p. 48.

Fig. 6.

Coupe d'un foie de chien, sur laquelle on voit de petites branches de la veine porte remplies de charbon. Les plus petites radicules veineuses sont gorgées de charbon, car on ne peut pas faire une seule coupe sans voir sous le microscope des parcelles charbonneuses dans la préparation. L'animal dont il s'agit avait subi une injection de poussière de charbon dans la veine liénale. L'artériole avec ses branches, que nous avons fait dessiner, mesurait de 1 à 2 millimètres (dessin de M. E. Hellaine). Voy. le texte, p. 160.

Pl. III

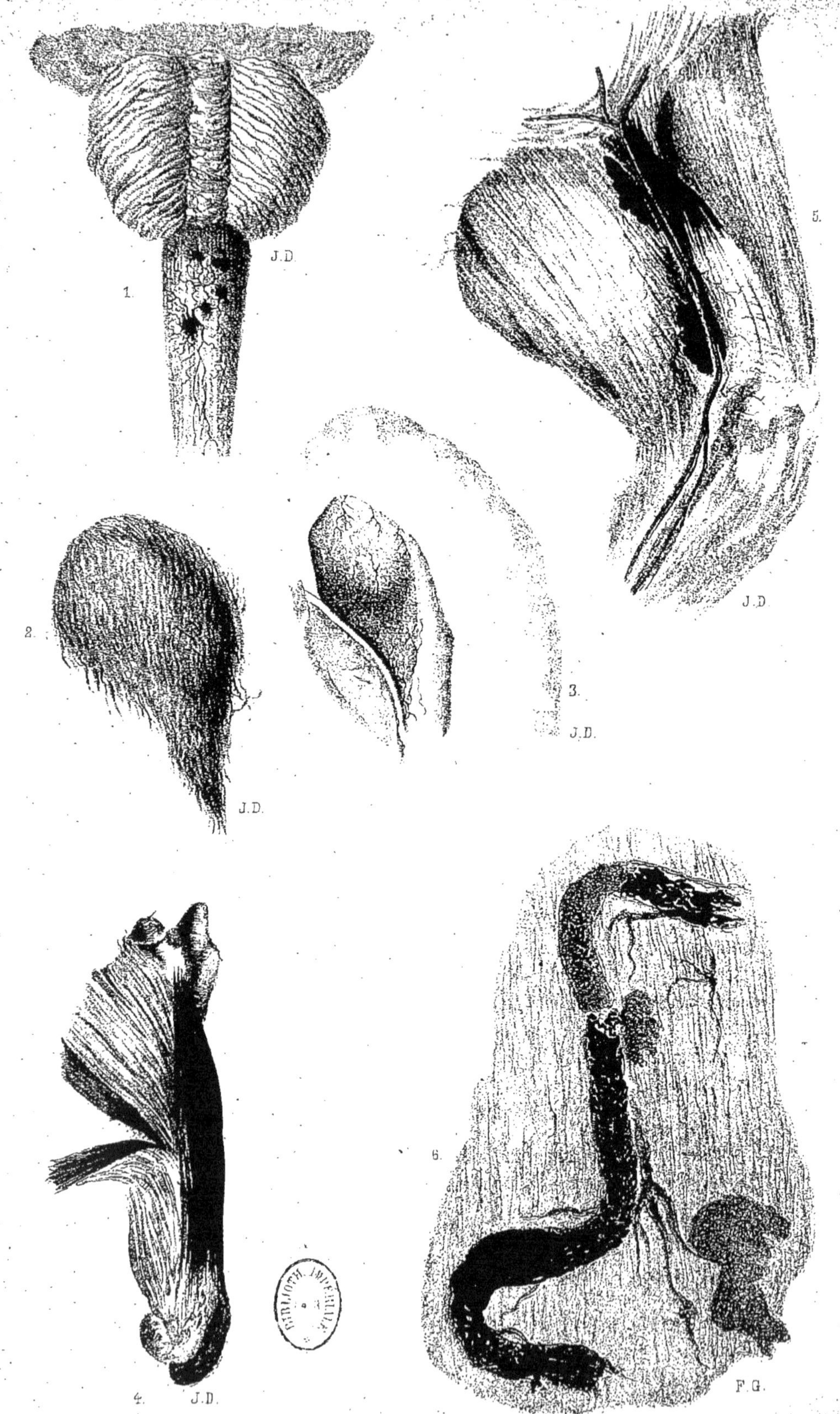

PLANCHE III.

Fig. 1.

Cervelet et moelle allongée d'un chien, auquel nous avions injecté, dans le ventricule gauche du cœur, du pus très-frais et de bonne nature. Je trouvai sur la pie-mère, qui enveloppait le bulbe, quelques taches rouges très-apparentes, peu épaisses, auxquelles aboutissaient de petits vaisseaux rouges. Je vis au niveau de ces taches des tubes vasculaires remplis de pus. Ces tubes sont dessinés sur la pl. IV, dans les fig. 2 et 10 (dessin de M. Jules Deville). Voy. le texte, p. 101.

Fig. 2.

Caillot trouvé dans le ventricule droit de l'homme qui fait le sujet de l'observation rapportée à la p. 15. Ce caillot est hérissé de filaments semblables à ceux trouvés dans les artérioles pulmonaires du même individu. Ces fragments détachés du caillot principal sont représentés sur la pl. VII, fig. 6. Le caillot du cœur avait exactement les mêmes couleurs que celles qui sont indiquées dans notre préparation (dessin de M. Jules Deville). Voy. le texte, p. 13.

Fig. 3.

Corps strié droit d'un chien, auquel furent injectés 6 centimètres cubes de pus dans le ventricule gauche du cœur. Ce corps strié était altéré dans toute son épaisseur. L'examen microscopique démontra un ramollissement rouge, autrement dit une destruction nécrobiotique de la substance cérébrale. Quelques vaisseaux capillaires s'étaient déchirés, d'où de petits épanchements de sang. Dans ces capillaires, je crus reconnaître en différents points les corpuscules purulents injectés, comme le représente la fig. 2 de la pl. IV (dessin de M. Jules Deville). Voy. le texte, p. 100.

Fig. 4.

Cuisse d'un lapin, auquel fut pratiquée une injection de poussière de fibrine, dans le sens du membre, dans l'artère crurale gauche. Je trouvai, dans les muscles qui longent l'artère, deux indurations brunâtres de près d'un centimètre d'épaisseur. Ces indurations ressortaient parfaitement sur la couleur blanche des adducteurs dans lesquelles elles étaient placées. En examinant au microscope, il nous fut facile de nous apercevoir que nous avions à faire à des foyers hémorrhagiques assez anciens, avec déchirures de fibres musculaires. La couleur des extrémités articulaires du fémur montrent aussi qu'il y avait altération des cartilages (dessin de M. Jules Deville). Voy. le texte, p. 120.

FIG. 5.

Cuisse d'un lapin avec deux infarctus musculaires, couleur acajou. Le lapin dont provient cette pièce, avait subi une injection dans l'artère crurale gauche de poussière de fibrine. A l'entour des infarctus, les fibres musculaires montraient un grand nombre de granulations, les stries transversales avaient disparu. Dans le muscle crural, les fibres présentaient des altérations aussi manifestes que dans celui qui est dessiné à la fig. 4 (dessin de M. Jules Deville). Voy. le texte, p. 121.

FIG. 6.

Artériole et capillaires de la moelle d'un chien, auquel fut pratiquée une injection de poussière de charbon dans l'artère crurale droite, à l'aide d'une canule assez longue pour atteindre l'aorte. L'autopsie montra dans la moelle des artérioles et des capillaires déchirées, encore remplies de charbon. L'examen microscopique fut fait avec un instrument grossissant 150 fois (dessin de M. Frédéric Gross). Voy. le texte, p. 126.

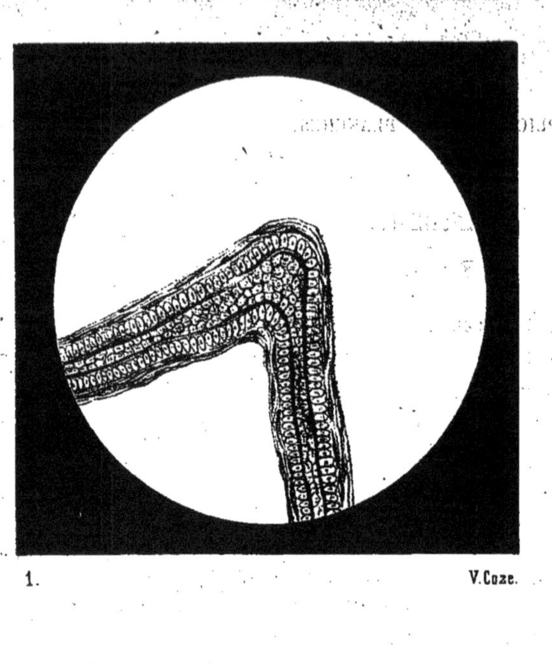

1. V. Coze.

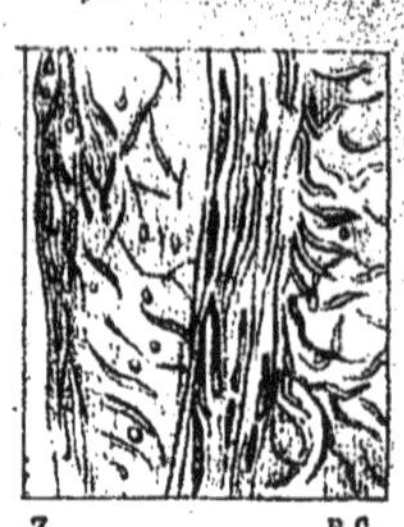

3. F.G.

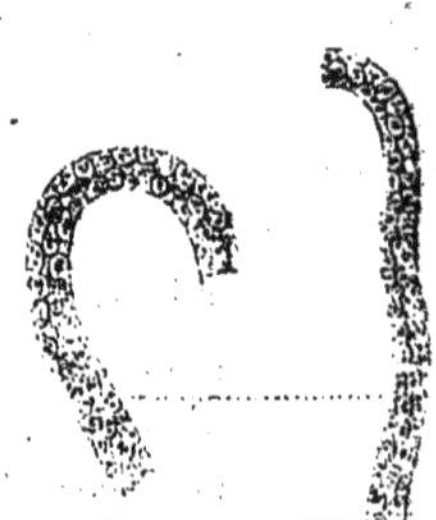

2 F.G.

4. F.G.

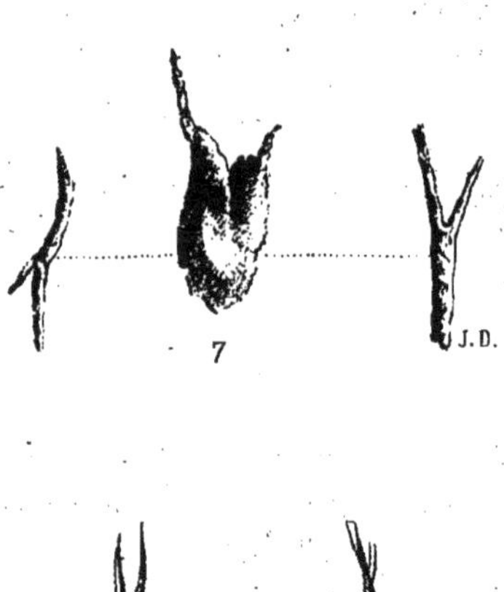

7 J.D.

8. J.D.

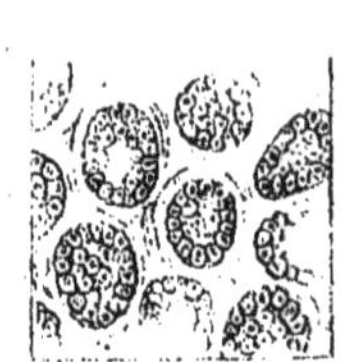

9 F.G.

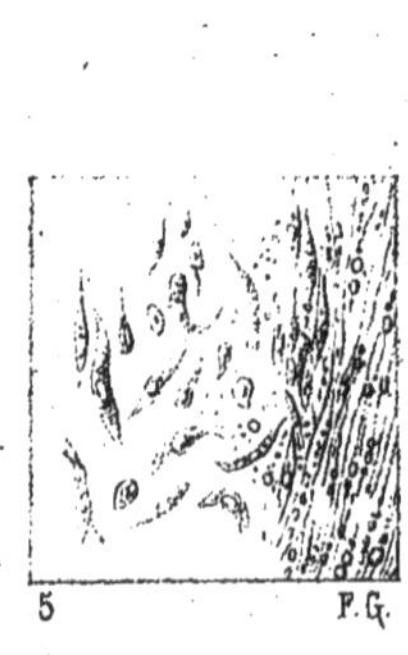

5 F.G.

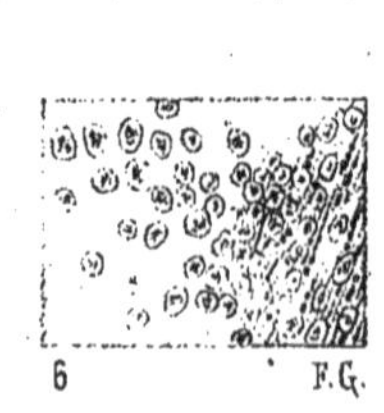

6 F.G.

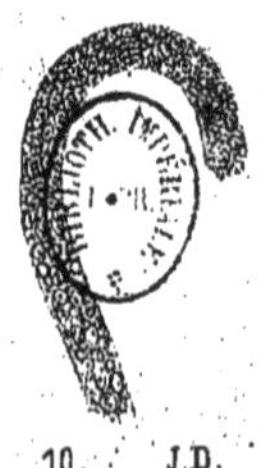

10. J.D.

Lith. C. Fassoli à Strasbg.

PLANCHE IV.

Fig. 1.

Artériole du cerveau du lapin, auquel furent injectés quatre centimètres de pus de bonne nature et qui mourut pendant l'opération. Il fut très-facile de reconnaître les éléments purulents injectés dans les artérioles et les capillaires du cerveau (dessin de M. Vidal Coze). Voy. le texte, p. 87.

Fig. 2.

Capillaires du cerveau pris dans le corps strié droit d'un chien, mort à la suite d'une injection de pus de bonne nature dans le ventricule gauche du cœur. L'examen microscopique démontra, jusqu'à l'évidence, la similitude des corpuscules renfermés dans les capillaires avec ceux que nous avions injectés dans la carotide (dessin de M. Frédéric Gross). Voy. le texte, p. 101.

Fig. 3.

Coupe de la paroi d'une veine renfermant une thrombose montrant l'intégrité parfaite des éléments constitutifs du vaisseau (dessin de M. Frédéric Gross). Voy. le texte, p. 67.

Fig. 4.

Constitution d'un caillot renfermé dans une veine. A l'examen microscopique, il est facile d'y constater un grand nombre d'éléments blancs et de fuseaux très-distincts, d'autant plus nombreux que l'on se rapproche davantage du centre du caillot (dessin de M. Frédéric Gross). Voy. le texte, p. 67.

Fig. 5.

Autre caillot trouvé dans une veine, en voie d'organisation. Comme pour le précédent, nous voyons des fuseaux de plus en plus nombreux en nous rapprochant du centre du caillot. Ici encore l'état des parois de la veine était parfaitement normal. Les deux caillots dont il vient d'être question, ont été examinés avec un grossissement de 350 (dessin de M. Frédéric Gross). Voy. le texte, p. 67.

Fig. 6.

Composition des caillots veineux dont il vient d'être fait mention dans les points les plus ramollis (dessin de M. Frédéric Gross). Voy. le texte, p. 67.

Fig. 7.

Caillots trouvés dans les veines dorsales des pieds de la femme congelée dont il s'agit à la p. 30 du texte (dessin de M. Jules Deville).

Fig. 8.

Caillots trouvés dans les artérioles pulmonaires de la même femme. Ces deux espèces de caillots présentaient identiquement la même constitution histologique (dessin de M. Jules Deville). Voy. le texte, p. 31.

Fig. 9.

Épithélium pulmonaire normal trouvé chez un fœtus de six mois (dessin de M. Frédéric Gross). Voy. le texte, p. 59.

Fig. 10.

Capillaire rempli de pus trouvé dans les taches hémorrhagiques du bulbe du chien signalé à la p. 102 du texte (dessin de M. Jules Deville).

Pl. V.

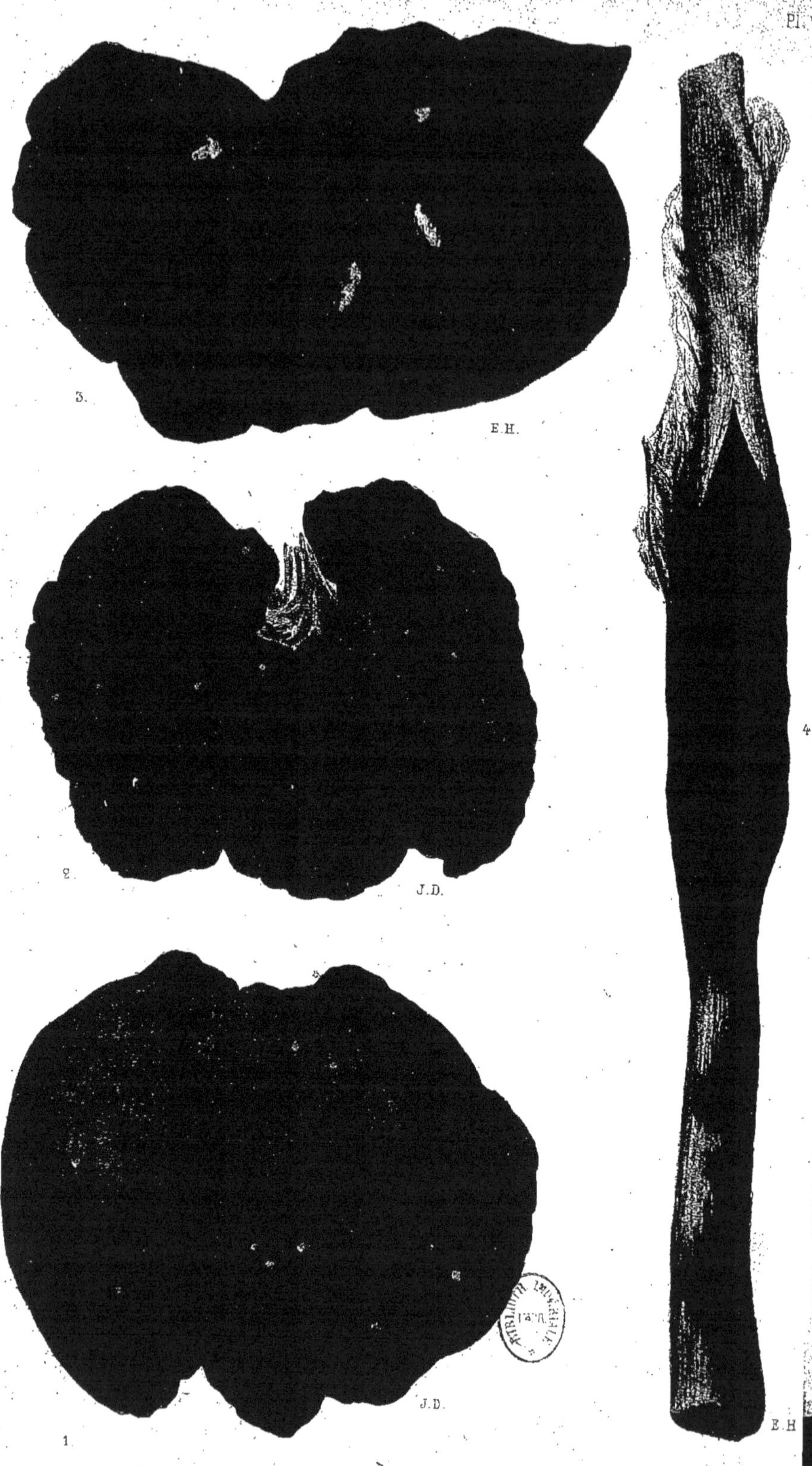

Lith. C. Fassoli, à Strasbourg

PLANCHE V.

Fig. 1.

Surface convexe du foie d'un lapin auquel fut injecté un liquide tenant en suspension de la matière cancéreuse. L'autopsie de l'abdomen montra sur les faces du foie quelques taches jaunes blanchâtres et d'autres plus rouges et plus dures. L'examen microscopique montre que ces granulations mollasses renferment des produits en voie de dégénérescence graisseuse. On n'y reconnaît plus de globules sanguins, ni d'autres éléments. Une masse de granulations graisseuses et quelques éléments ressemblant à du vieux pus constituent les granulations dans toute leur épaisseur. Le tissu circonvoisin n'est pas altéré (dessin de M. Jules Deville). Voy. le texte, p. 111.

Fig. 2.

Face inférieure du foie dont il vient d'être question. Les granulations, en apparence tuberculeuses ou cancéreuses, sont beaucoup plus nombreuses qu'à la surface convexe. L'étude histologique établit, comme précédemment, qu'il n'y a dans ces granulations que des éléments purulents en voie de dégénérescence graisseuse et quelques cristaux d'hématocristalline (dessin de M. Jules Deville). Voy. le texte, p. 111.

Fig. 3.

Lobe d'un foie de chien, auquel on injecta dans la veine splénique 6 centimètres cubes d'eau distillée tenant en suspension de la poudre de charbon. L'animal fut sacrifié le septième jour. Dans ce foie, qui avait en général conservé son aspect ordinaire, nous trouvons, sur différents points, des taches d'un blanc jaunâtre de la grandeur d'un grain d'orge ou d'un petit pois. Ces taches correspondent à des foyers de ramollissement ou de suppuration. Sur le lobe que nous avons fait dessiner, nous avons pu compter quatre de ces foyers. A l'œil nu, ces taches paraissaient être des abcès. Nous y avons vu, en effet, une grande quantité de globules de pus mélangé à des poussières de charbon, à des cristaux d'hémato-cristalline et à des globules rouges ratatinés. Le contenu de ces foyers se trouve représenté à la pl. VI, fig. 5 (dessin de M. E. Hellaine). Voy. le texte, p. 158 et 159.

FIG. 4.

Tronçon du gros intestin d'un chien, auquel nous avons injecté dans l'aorte, par l'entremise de l'artère crurale, de l'eau tenant en suspension de la poussière de charbon. L'examen du tube digestif nous démontra que la partie inférieure du gros intestin présentait un ramollissement des tuniques d'une étendue de 4 à 5 millimètres. Plus bas ce même intestin portait trois taches ecchymotiques de la grandeur d'une pièce de cinquante centimes. L'examen de la pièce nous apprit qu'au niveau du grand foyer l'artère correspondante était gorgée de poussière et qu'au niveau des taches brunes, les artérioles des tuniques étaient remplies de charbon, comme l'indique la fig. 3 de la pl. 7 (dessin de M. E. Hellaine). Voy. le texte, p. 124 et 125.

Pl. VI.

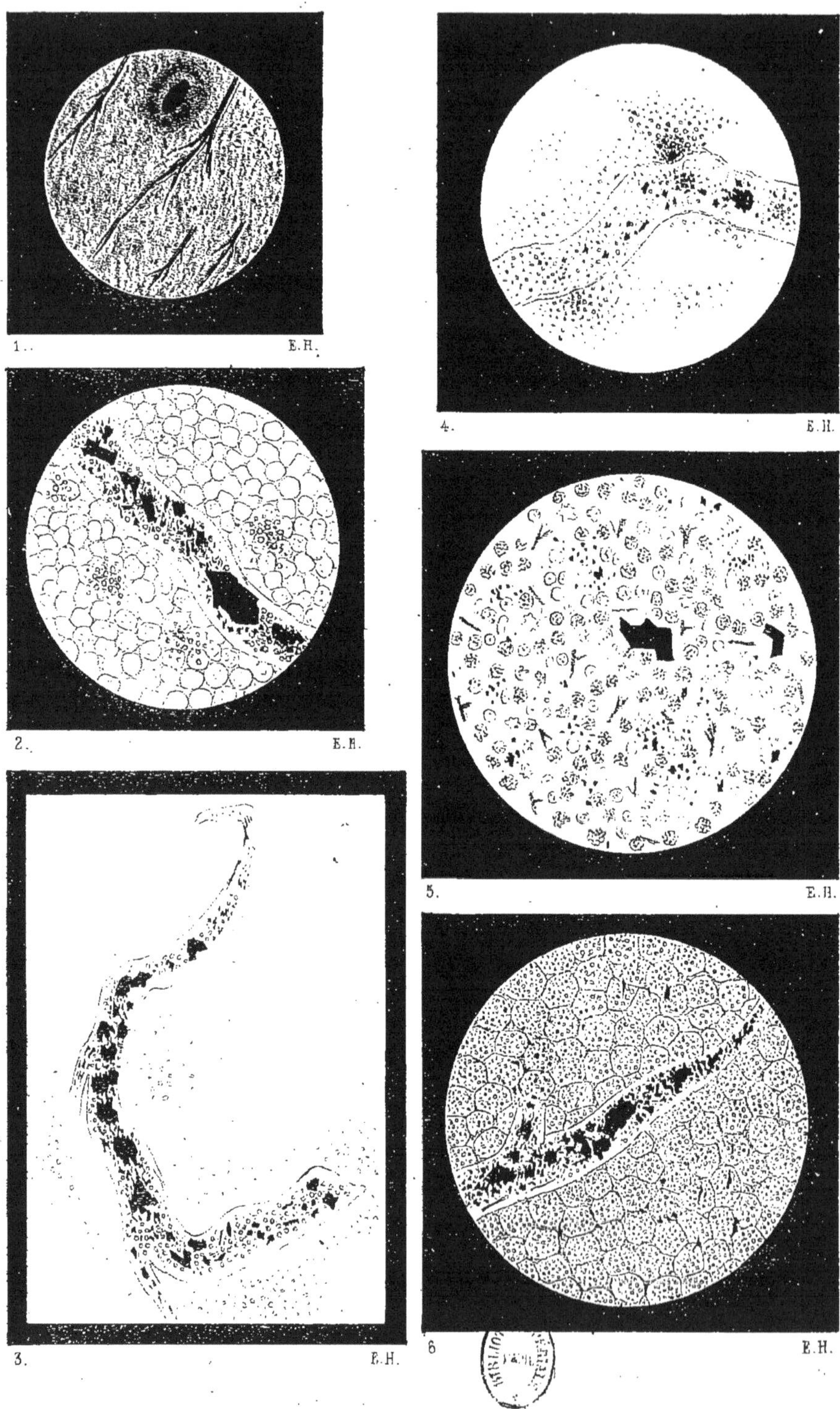

Lith. C. Fassoli à Strasbg.

PLANCHE VI.

Fig. 1.

Coupe d'un foie de chien, auquel on injecta dans la veine liénale 8 centimètres cubes d'eau distillée tenant en suspension de la poussière de charbon. On voit sur la surface de section des artérioles et des capillaires remplies de charbon et un grand nombre de points noirs indiquant des coupes transversales d'artérioles et de capillaires. En outre, on y voit une tache rouge ressortant très-bien sur le fond clair de l'organe. Au centre de cet infarctus, on distingue une raie noire qui n'est autre chose qu'une coupe oblongue d'une petite branche de la veine porte. A l'examen histologique, on trouve dans la tache rouge des globules sanguins blancs et rouges plus ou moins déformés, des poussières de charbon et des cellules glandulaires graisseuses (dessin de M. E. Hellaine). Voy. le texte, p. 160 et 161.

Fig. 2.

Artériole du tissu graisseux doublant la synoviale du genou d'un chien, auquel nous avions injecté de la poussière de charbon dans le tronçon inférieur de l'aorte par la voie de l'artère crurale. L'artériole dont il s'agit fut examinée à un grossissement de 200; elle renfermait une grande quantité de poussières charbonneuses mêlées à des globules du sang (dessin de M. E. Hellaine). Voy. le texte, p. 126.

Fig. 3.

Artériole de la moelle épinière d'un chien, auquel furent injectées des poussières de charbon dans la partie inférieure de l'aorte par la voie de l'artère crurale droite. Cette artériole, ainsi que ses divisions contenait, outre les globules sanguins, une grande quantité de petits blocs de charbon. Cette préparation fut examinée à un grossissement de 150 (dessin de M. E. Hellaine). Voy. le texte, p. 125.

Fig. 4.

Artériole du péritoine d'un chien, auquel on injecta de la poussière de charbon dans l'aorte par l'entremise de l'artère crurale. Ce vaisseau, vu à un grossissement de 150, montre, outre les poussières de charbon qu'il renferme, une déchirure de ses parois, par laquelle s'échappaient des globules de sang et des poussières de charbon (dessin de M. E. Hellaine). Voy. le texte, p. 125.

Fig. 5.

Contenu des foyers de ramollissement du foie représenté à la pl. V, fig. 3. Ce contenu se trouve composé d'une grande quantité de globules de pus, de poussières de charbon, de globules rouges déformés et de cristaux d'hémato-cristalline (dessin de M. E. Hellaine). Voy. le texte, p. 159.

Fig. 6.

Capillaires du foie vus à un grossissement de 150, renfermant une grande quantité de charbon. Cette pièce provient d'un chien, auquel j'ai pratiqué une injection de poussière de charbon dans une des veines liénales (dessin de M. E. Hellaine). Voy. le texte, p. 159 et 160.

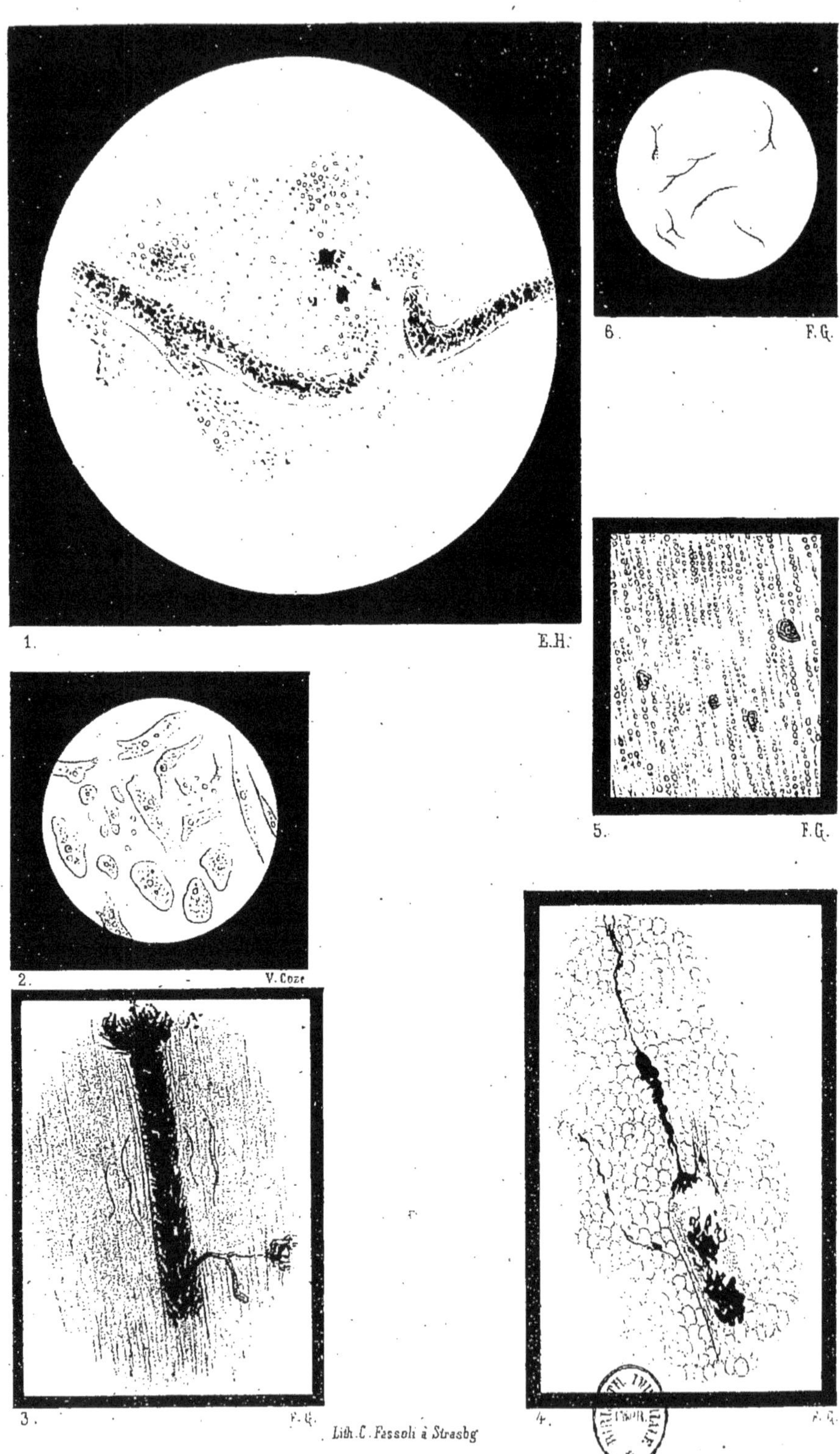

Lith. C. Fassoli à Strasbg

PLANCHE VII.

Fig. 1.

Artériole et capillaires du rein d'un chien, auquel on avait injecté de l'eau distillée tenant en suspension de la poussière de charbon. L'artériole dont il s'agit fut trouvée dans l'infarctus signalé à la pl. II, fig. 3. Elle est remplie de petits blocs charbonneux et de globules sanguins. Presque toutes les petites divisions de l'artère rénale se trouvaient dans le même cas. Dans le foyer embolique, où fut prise l'artériole que nous venons de décrire, se trouvaient une grande quantité de poussières de charbon qui s'y étaient, très-probablement, introduites par les déchirures des vaisseaux, représentées par le dessin (dessin de M. E. Hellaine). Voy. le texte, p. 124. Grossissement 150.

Fig. 2.

Éléments des tumeurs thyroïdienne, jugulaire et pulmonaire, trouvées chez la femme de la clinique de M. le professeur L. Coze (dessin de M. V. Coze). Voy. le texte, p. 19. Grossissement 350.

Fig. 3.

Artériole de la paroi de l'intestin d'un chien, auquel on injecta dans le tronçon inférieur de l'aorte, par l'artère crurale droite, des poussières de charbon. Cette artériole fut prise dans le foyer de ramollissement du gros intestin, représenté pl. V, fig. 4. Au niveau des taches emboliques de ce même intestin, nous avons trouvé un grand nombre de vaisseaux capillaires dans le même état que celui qui est représenté dans notre figure. Tous ces capillaires portaient des déchirures sur différents points de leur parcours (dessin de M. Frédéric Gross). Voy. le texte, p. 125. Grossissement 150.

Fig. 4.

Artériole et capillaires pris dans un muscle du membre inférieur gauche d'un chien, auquel nous avions injecté une très-petite quantité de poussières de charbon dans le tronçon inférieur de l'aorte. Les muscles du membre gauche, opposés à la ligature faite pour l'opération, sont intactes en apparence, mais un grand nombre de leurs artérioles sont altérées; dans les fessiers, notamment, nous découvrons cinq ou six foyers hémorrhagiques, tenant à des ruptures de capillaires semblables à celles représentés par notre préparation (dessin de M. Frédéric Gross). Voy. le texte, p. 126. Grossissement 250.

FIG. 5.

Dessin de la paroi interne de la veine crurale oblitérée, le caillot obturateur étant enlevé. Disparition de l'épithélium; mise à nu de la membrane fenêtrée (dessin de M. Frédéric Gross). Voy. le texte, p. 67. Grossissement 300.

FIG. 6.

Petits caillots trouvés dans les dernières ramifications de l'artère pulmonaire chez l'individu dont l'observation est rapportée à la p. 16. Ces petits caillots provenaient eux-mêmes du chevelu du gros caillot trouvé dans le cœur droit et représenté à la pl. III, fig. 2 (dessin de M. Frédéric Gross). Voy. le texte, p. 16.

Pl. VIII.

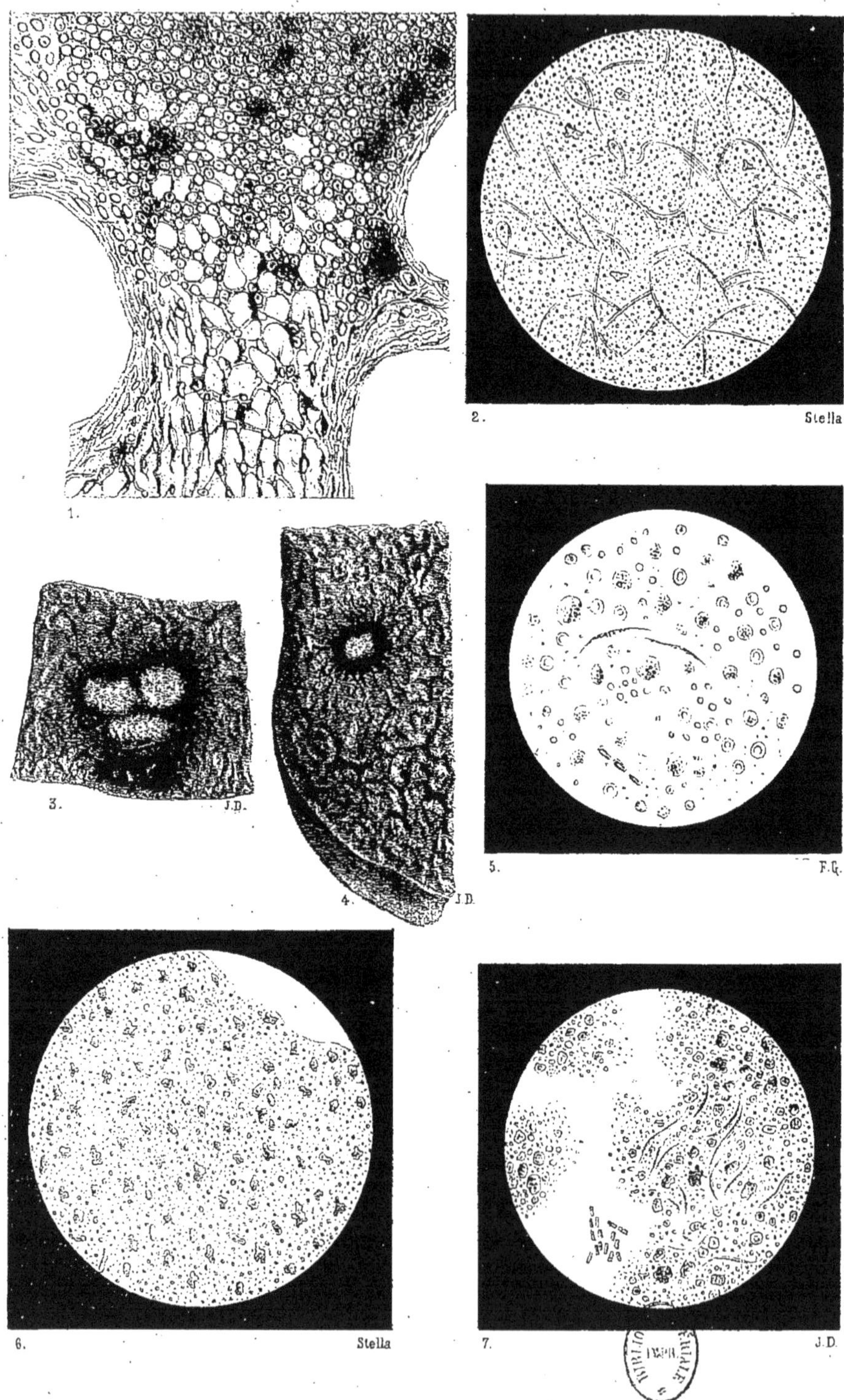

Lith. C. Fassoli à Strasbg.

PLANCHE VIII.

Fig. 1.

Dessin d'un tubercule pulmonaire que nous avons emprunté au mémoire de M. Villemin, professeur agrégé au Val-de-Grâce. Cette figure doit être comparée aux fig. 3, 4, 5 et 6 de la pl. I. Voy. le texte, p. 61.

Fig. 2.

Débris du tissu pulmonaire renfermés dans la cavité d'abès métastatiques de l'homme dont l'histoire est rapportée à la p. 177. Cette préparation nous montre un processus nécrobiotique bien plutôt qu'inflammatoire, c'est-à-dire des fibres élastiques déchirées et une grande quantité de granulations et de gouttelettes de graisse avec quelques cristaux d'hémato-cristalline (dessin de M. Stella). Voy. le texte, p. 182. Grossissement 350.

Fig 3.

Parcelle de poumon renfermant trois petits abcès serrés les uns contre les autres. Au-dessous quelques taches d'un rouge brun dues à des infarctus. Ce poumon provenait du sujet dont l'histoire est racontée à la p. 177 (dessin de M. Jules Deville). Voy. le texte, p. 181.

Fig. 4.

Autre abcès métastatique, pris dans un fragment du poumon de l'individu mort d'infection purulente, dont il s'agit à la p. 177. Autour de cet abcès, ainsi que des précédents, se trouve une aréole très-rouge, comme l'indique le dessin. Ces abcès renfermaient un liquide puriforme dont les éléments sont représentés à la fig. 6, et des débris pulmonaires indiqués par la fig. 2 de la pl. VIII (dessin de M. Jules Deville). Voy. le texte, p. 181.

Fig. 5.

Éléments composant les caillots trouvés dans les veines oblitérées du membre de l'individu amputé de la jambe dont nous avons fait l'histoire à la p. 177 (dessin de M. Frédéric Gross). Voy. le texte, p. 180 et 183. Grossissement 350.

Fig. 6.

Éléments du liquide puriforme renfermés dans les abcès métastatiques ci-dessus mentionnés. Il est très-facile de voir par ce dessin qu'il ne s'agit pas de pus vrai, mais plutôt d'un liquide graisseux ressemblant à du lait (dessin de M. Stella). Voy. le texte, p. 182. Grossissement 350.

Fig. 7.

Éléments des caillots trouvés dans les artérioles et les veinules des cercles rouges entourant les abcès métastatiques sus-indiqués (dessin de M. Jules Deville). Voy. le texte, p. 181 et 183. Grossissement 300.

Si l'on compare les plaques chargées des éléments des caillots périphériques et celles qui portent les préparations des artérioles pulmonaires, on se trouve dans l'impossibilité d'établir des différences. Voy. le texte, p. 183, et les fig. 5 et 7 de la pl. XIII.

TABLE DES MATIÈRES.

Avant-propos VII
Première partie. — Des embolies capillaires pulmonaires 1
Chap. I. — Des morts subites 1
Chap. II. — Des infarctus pulmonaires 40
Chap. III. — Genèse des embolies capillaires de l'artère pulmonaire. 67
Conclusions 71

Deuxième partie. — Des embolies capillaires du système aortique . 73
Chap. I. — Des morts subites 73
Chap. II. — Du ramollissement cérébral 97
Chap. III. — Des infarctus multiples 106
Chap. IV. — Genèse des embolies capillaires aortiques 144
Conclusions 148

Troisième partie. — Des embolies capillaires du système de la veine porte. 151
Chap. I. — Des infarctus du foie 151
Chap. II. — Quelques considérations sur l'infection purulente . 170
Conclusions 188

Conclusions générales 190

Quatrième partie. — Considérations historiques et pathogéniques sur les embolies 199
Chap. I. — Historique 199
Chap. II. — Pathogénie. 203
Bibliographie 217

EXPLICATION DES PLANCHES.

Planche I. 223
Planche II. 225
Planche III. 227
Planche IV. 229
Planche V. 231
Planche VI. 233
Planche VII. 235
Planche VIII. 237

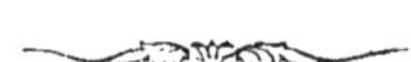

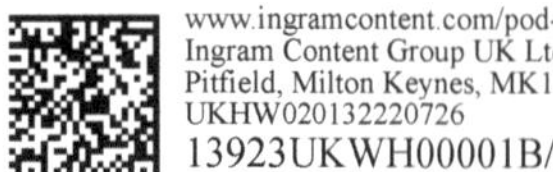

www.ingramcontent.com/pod-product-compliance
Ingram Content Group UK Ltd.
Pitfield, Milton Keynes, MK11 3LW, UK
UKHW020132220726
13923UKWH00001B/121

9 782019 255213